我的第一次探索

科普图书馆

廖春敏 主编

身体全揭秘

上海科学普及出版社

图书在版编目（CIP）数据

身体全揭秘 / 廖春敏主编. — 上海：上海科学普及出版社，2014.9

（我的第一次探索）

ISBN 978-7-5427-6201-6

Ⅰ. ①身… Ⅱ. ①廖… Ⅲ. ①人体－少儿读物 Ⅳ.①R32-49

中国版本图书馆CIP数据核字（2014）第172599号

策　　划　胡名正

责任编辑　陈　韬

统　　筹　刘湘雯

我的第一次探索

身体全揭秘

廖春敏　主　编

上海科学普及出版社出版发行

（上海中山北路832号　邮政编码 200070）

http://www.pspsh.com

各地新华书店经销　　三河市恒彩印务有限公司印刷

开本 889mm×1194mm　1/16　印张 8　字数 160 000

2014年9月第1版　2014年9月第1次印刷

ISBN 978-7-5427-6201-6　　　　定价：23.80 元

FOREWORD 前言

　　爱因斯坦曾说过："探索是人类最美妙的事情。"人类一直以来就对世界万物，以及那些曾经发生过的一切充满了无限好奇和探索解密的兴趣。

　　我们所生活的星球到底是怎么产生的，它为什么能和宇宙中存在的其他星球不同？

　　飞出我们的星球，外面的宇宙世界又会是什么样子的呢？

　　我们人类、动物、植物，又是怎么安然无恙地生存在这个星球上的？尤其是人类，一个具有独立思维，能够改变世界的生物，这个精密的机器是怎么运转的，又是用什么方法改变着这个世界的？还有，人类过往的历史又是什么样的呢？

　　人类为了让自己在这个星球上生活得更好做了很多努力，推动着科学技术不断发展，我们的生活都发生了哪些变化呢？

　　其实，世界上每一个事物，每一个现象，本身就是一个奇迹，里面必然包含着很多的惊奇，我们每个人，如果懂得去挖掘里面的玄机和奥妙，对世界自然会豁然开朗许多。尤其是青少年学生，打开科学的第一扇门对日后的学习和生活都有至关重要的作用。为了更好地引导小读者们打开思路，勇于探索前进道路中所见所知的事与物，我们专门编写了本丛书——"我的第一次探索"，分为4分册：《自然大发现》、《身体全揭秘》、《科学总动员》和《历史深追踪》。本册《身体全揭秘》，主要讲述人类自身的身体知识，所选知识点涉及身体的点点滴滴，包括各类器官、性格、疾病产生等奥秘，加于朴实的语言进行阐述，利于青少年读者从自己的身体开始，发现有关人体的一个个玄奇和奥妙，进而激发他们深入探索的欲望。

为了给读者创造更好的阅读享受，让阅读本书成为一种真正的探索体验，参与本书编撰出版的诸位老师：廖春敏、李坡、孙鹏、王玲玲、刘佳、陈晓东、李立飞、白海波等，在文字撰写、图片使用、版面设计上都倾注其所有心思，力求做到文字充满青春张力、图片新颖贴切、设计清丽明快。在此感谢以上各位老师为本书所做的各种工作！

最后，希望本书能够成为青少年读者打开探索之门的第一本书。

编　者

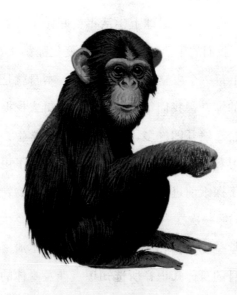

CONTENTS 目录

⬡ 身体是一部不停运转的机器 ⬡

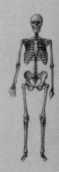

⬡ 干什么，全靠一个脑 ⬡

◈ 揭开性格的密码 ◈

❂ 可不可以把疾病全赶走 ❂

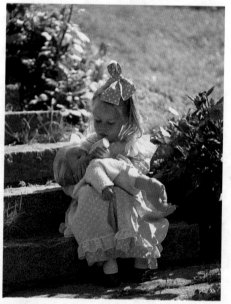

身体是一部不停运转的机器

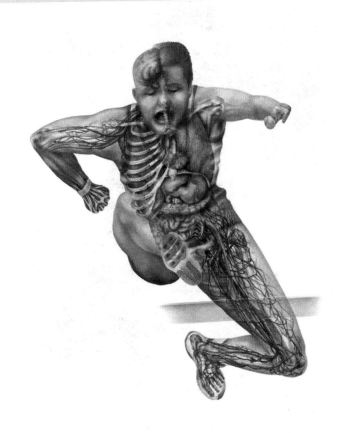

比精密仪器更复杂

我们身体的结构非常复杂，比世界上任何一台精密的仪器都复杂。我们的每一根手指、每一根脚趾甚至鼻子里的鼻毛都是十分宝贵的。如果身体的某个部位出了问题，我们可能就无法正常生活了。

我们可以把人体看做是一台复杂的机器。这台机器需要用食物提供的能量来工作，并且具有自身的监控系统，出现故障时在一定程度上可以自

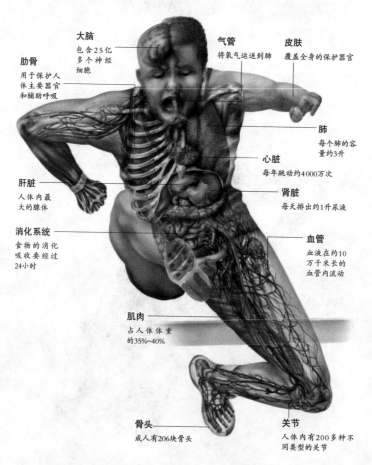

大脑
包含25亿多个神经细胞

肋骨
用于保护人体主要器官和辅助呼吸

气管
将氧气运送到肺

皮肤
覆盖全身的保护器官

肺
每个肺的容量约3升

心脏
每年跳动约4000万次

肝脏
人体内最大的腺体

肾脏
每天排出约1升尿液

消化系统
食物的消化吸收要经过24小时

血管
血液在约10万千米长的血管内流动

肌肉
占人体体重的35%~40%

骨头
成人有206块骨头

关节
人体内有200多种不同类型的关节

★ 人体组成元素的分布：氧（65%），碳（18.5%），氢（9.5%），氮（3.2%），钙（1.5%），磷（1%），其他元素（1.3%）。
★ 人体约含有200种不同类型的细胞。
★ 水分约占人体比例的70%。

行修复。在经过了漫长的进化后，人体可以承担更多的功能，适应各种环境，并且能够完成许多复杂的体力和脑力活动。

◇ 细胞、组织、器官各司其职

细胞是生物体中结构和功能的最基本单位，人体由数十亿个细胞组成，部分细胞在人体内构成组织，最常见的组织就是肌肉和骨头。在身体的某些部位，不同类型的组织组合成器官。每个器官都有它自己特殊的功能，例如，心脏这个器官的任务就是驱动血液在体内循环。

许多器官和组织联系起来共同完成人体某项生理功能，它们就组成了一个系统，只有当所有系统都互相配合有效工作时，人体才能保持健康。

◇ 人体这9个大系统

骨骼是由许多骨头构成的一个框架，支撑人体的其他部分，是运动系统的重要组成部分；神经系统由大脑、脊髓和神经组成，用于控制人体的思想行动，并且辅助监控其他人体系统；心脏和血管组成循环系统，将血液运往全身，在我们的一生中，心脏在持续不停地跳动；与之紧密相关的呼吸系统不断地把外界空气中的氧气吸入到肺泡中，由血液循环把氧气运输到全身，同时又通过血液循环把二氧化碳和水运送到肺泡里，通过呼吸作用排出体外；消化系统一方面消化吸收食物中的营养物质，一方面排出废物；泌尿系统可以排出可溶性废物，帮助保持身体内盐和水分的平衡；男性和女性的生殖系统负责种族的延续；内分泌系统由一系列腺体组成，将分泌的神秘化学物质——激素和其他液体，借血液循环输送到机体中，维持内部平衡；最后是免疫系统，这个系统保持身体不受传染性疾病和异物的侵害。

这些神奇的"密室"

组成人体的细胞超过50亿个，这些细胞有200多种类型，大小形态各异。细胞极其微小，却非常重要。17世纪的科学家罗伯特·胡克认为，植物组织的内部结构和修道院修士所居住的密室（cell）相似，所以用这个单词给细胞命了名。

人体内的大部分细胞都很微小，肉眼看不到。即使是人体内最大的细胞——卵子，也只有针尖那么大。但是在这些微小的单位里都进行着生命的全部过程，它们可以移动、呼吸、繁殖，对刺激做出反应，并且生成能量。所有细胞在一起共同构成了人体。透过显微镜观察细胞，可以看到细胞呈袋状结构，细胞的最外面是细胞膜，它是一种双层的薄膜；细胞膜内是一种胶冻状的物质——细胞溶质，其中分布着叫做细胞器的微小单位，细胞器能够实现细胞的活动。细胞器和细胞溶质合称为细胞质。

➤ 双螺旋结构

DNA 的形状是双螺旋结构，就像是一个旋转的阶梯。它以核糖核苷酸和磷酸二酯键为支架，以成对的化学物质碱基为梯级。碱基包括胞嘧啶、尿嘧啶、腺嘌呤和鸟嘌呤。胞嘧啶只能和尿嘧啶互补。腺嘌呤只能和鸟嘌呤互补。当一条 DNA 复制时，它双链的一端开始解螺旋，其上的互补碱基也随之分离。两条链各自成为独立的模板，与互补碱基形成新的链。原先的单条DNA 变成了一对 DNA，每条 DNA 分别有一条旧链和一条新链。

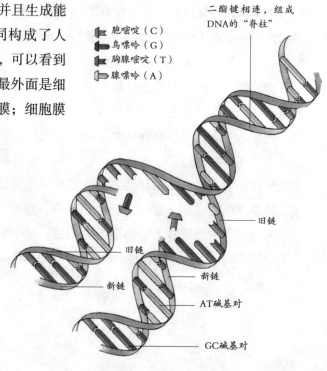

核糖核苷酸和磷酸二酯键相连，组成DNA的"脊柱"

◨ 胞嘧啶（C）
◨ 鸟嘌呤（G）
◨ 胸腺嘧啶（T）
◨ 腺嘌呤（A）

旧链

旧链

新链

新链

AT碱基对

GC碱基对

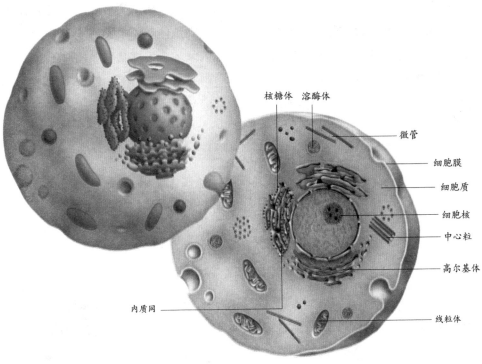

核糖体　溶酶体

微管

细胞膜

细胞质

细胞核

中心粒

高尔基体

线粒体

内质网

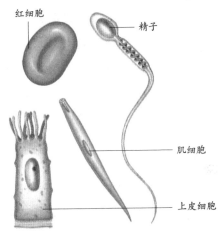

红细胞

精子

肌细胞

上皮细胞

↗ **细胞的种类**

人体内的细胞形态各异，承担各种各样相应的功能。例如，精子有一条便于游动的尾巴；红细胞中包裹着血红蛋白；胃部的上皮细胞有柱状外缘，可以增大吸收面积；肌细胞会形成伸长的组织束。

◇ **"解剖"细胞**

最大的细胞器是细胞核，它是细胞的控制中心，包含遗传物质，保证细胞的正常繁殖；线粒体是呼吸作用和能量生成的场所；溶酶体可以分解有毒物质，清除废物；核糖体辅助蛋白质的生成；中心粒在细胞分裂中起着重要的作用；内质网是细胞内物质流动和蛋白质合成的通道；高尔基体能够对蛋白质进行加工处理再将它释放到细胞膜中；微管是细胞的支架，帮助物质运动。

◇ 生命"密码"

细胞核内包含着细胞分裂和复制所必需的物质，这就是被称为DNA（脱氧核糖核酸）的物质。细胞通过分裂的方式复制。在这个过程中，细胞核分解，DNA变为成对的线状结构——染色体。每个染色体上都承载着基因。细胞根据基因上的遗传密码制造组成新细胞所需的物质，并且控制基因的活动。

人体组织和器官

许多具有相似功能的细胞构成了组织，组织又组成了器官。组织和器官不仅是人体的主要结构，也是绝大多数植物和动物的主要结构。

有一些组织很柔软，例如皮肤的内层、肝脏组织和肌肉组织，而骨头和指甲这样的组织却比较坚硬。多个组织联系在一起组成器官，完成人体的各项生理功能。这一节我们将介绍组织的主要类型，以及某些特殊的组织和它们的功能。我们还将了解不同类型的组织是如何构成器官的（后文将会讨论人体的主要器官以及它们在人体内所具有的功

汗腺孔
毛发
触觉小体
表皮
真皮
脂肪
发干
神经末梢
汗腺
汗腺
皮脂腺
毛囊
结缔组织
肌肉
血管

←**皮肤组织**
此图显示了构成皮肤的众多组织。成人的皮肤表面积约1.8平方米，重量将近3千克。

能，诸如心脏、肺、胃、肝脏、性器官和肾脏）。

◇ **组织类型全接触**

上皮组织覆盖在人体的内外表层上，这种组织通常位于结缔组织的上方，由许多密集的上皮细胞连接而成。最常见的上皮细胞分布在血管、肺和心脏内部的腔壁上，它们由单层扁平细胞组成，消化系统的上皮细胞则厚很多，而且会分泌酶和黏液，消化道的上皮细胞有细小的可以波动的绒毛，从而保持黏液的流动。膀胱上分布着过渡性的上皮细胞，当膀胱中充满尿液时，这些细胞会伸展。

身体的表面由多层坚韧的上皮组成，最外面的表皮层包含了一种坚硬的物质——角质。另一些上皮细胞构成腺体。这些细胞所包含的物质要么流入一个中心腔，要么就扩散到血液中去。

纤维和其他基质位于结缔组织的组成细胞周围。软骨中包含有弹力纤维，当我们说话时，会厌软骨就会振动。有一些结缔组织和骨头结合在一起，例如分布在椎间盘之间的纤维软骨，透明的软骨覆盖在骨头的末端上，紧密的结缔组织用于构成韧带和肌腱，而疏松的结缔组织则用来连接不同的器官，同时也是神经和血管穿行的地方。还有一种脂肪组织用于储藏脂肪。

血液是一种液态的组织。血液中流动的血清含有三种主要细胞——红细胞、白细胞和血小板。

神经组织构成人体内的神经系统，此外，大脑和脊髓也由神经组织构成。

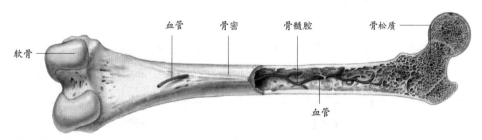

血管　骨密　骨髓腔　骨松质

软骨　　　　　　　　　血管

↗ **骨的构造**

骨是一种特殊的结缔组织。它并非是实心的，而是具有一个中空的骨髓腔，骨髓里每天会生成几百万个红细胞。从图中的股骨构造可以看出，骨的外层是坚硬密实的骨密质，内部则是比重较轻的骨松质，血管和神经通过外层的管道进入中空的骨髓腔。

淋巴组织中的淋巴管遍布全身，淋巴组织中含有淋巴细胞，这种白细胞可以进入循环系统吞噬异物，它们负责人体免疫，产生抗体，清除侵入体内的微生物。

肌组织是健康人体内主要的柔软组织。

◇ 组织组成了器官

器官由不同类型的组织组成。人体内重要的器官包括大脑、心脏、肝脏、眼睛和肺。皮肤也是人体最大的器官之一，它由肌肉、脂肪、神经、血液和结缔组织构成，并且有上皮组织覆盖其上。

骨骼：人体的"支架"

骨骼构成身体的支架，它对大脑、心脏和肝脏这些精密器官起保护作用，也使人体能够保持姿势，并且通过附着其上的肌肉使我们得以移动四肢，转动头部。胸廓的运动使肺部扩张，协助我们呼吸，头面骨的运动能够保证我们饮食的顺利进行。

骨骼是一个独特的结构，一方面，它十分强壮，有力地支撑着人体的重量；另一方面，它又足够轻盈，人体可以轻易承载它的重量，并且活动自如。骨骼是人体内重要的活化工厂，其中包含着大量的钙、钾和磷。这些矿物质不仅使骨头坚硬有力，而且参与人体其他代谢过程，例如钙是神经系统活动所必需的元素。当骨头受到损伤时可以生成新的骨细胞，进行自我修复，当骨头处于重压之下时，它还会合成更多的钙质，从而加强自身的力量。

◇ 数骨头

全身的骨骼可以分为两部分：其一是中轴骨骼，包括头骨、肋骨、椎骨和胸骨；其二是附肢骨骼，包括四肢、锁骨、肩胛骨和骨盆。

头面骨由22块骨头组成，其中保护大脑的8块骨头被称为颅骨，头骨同时也对眼睛和耳朵起保护作用；下颌骨能够帮助人们咀嚼食物；脊柱由26块骨头组成：颈椎7块，胸椎

★婴儿的骨头有350多块，成人的骨头
只有206块，这是因为在骨骼的成长
过程中，有一些较小的骨头结合成
了较大的骨头。

★人的手和脚包含120多块骨头。

★骨头是人体最耐久的部位之一，有
时骨头可以保存上百万年。

12块，腰椎5块，以及骶骨和尾骨各1块。人体的每个上肢包含着32块骨头，每个下肢包含31块骨头；大多数人都拥有12对肋骨，少数人会多出一根或几根，肋骨呈弓形，前端和胸骨相连，末端和胸椎相连，肋骨以这种方式围成了形状像骨笼的胸廓，心脏、肺、胃、肝脏和肾脏等器官位于其中。

　　人体内最大的骨头是股骨，最小的骨头是中耳处的镫骨，长3毫米。

◇ 骨头上面有肌肉

　　肌肉是使骨骼运动的动力器官，许多骨头都有特殊的表面，可以使肌肉牢固地附着其上。例如，大而平坦

↘ 骨骼

上图标明了组成人体支架的主要骨骼。有一些骨头因为太微小，所以没有在图中标出，例如中耳处的3块骨头和支撑舌部肌肉的舌骨。

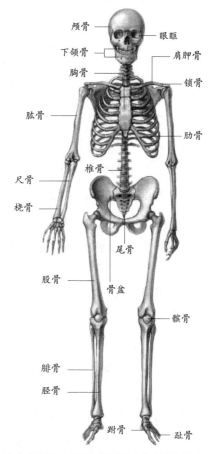

颅骨　眼眶　下颌骨　肩胛骨　胸骨　锁骨　肱骨　肋骨　椎骨　尺骨　桡骨　尾骨　股骨　骨盆　髌骨　腓骨　胫骨　跗骨　趾骨

的肩胛骨为肌肉提供固定的附着点，肌肉通过韧带这种结缔组织和骨骼连接，从而为肩膀和手臂的运动提供动力。

肌肉：人体的"发动机"

肌肉的重量约占人体体重的一半，它也是一种主要的软组织。肌肉为我们四肢的活动和心脏的规律跳动提供必要的动力，并且控制着人体内多数系统的工作。

人体内有3种不同的肌肉：骨骼肌，又称为随意肌；平滑肌，又称为不随意肌；还有心肌。这3种肌肉在遇到刺激时都具有收缩、拉长和回复原状的能力。因为肌肉只能拉伸，所以每块肌肉运动拉长时，都需要一块与之对应的肌肉将它拉回原位，所以肌肉通常成对分布。

◇ 肌肉的"随意"和"不随意"

骨骼肌是由肌原纤维这种肌细胞通过结缔组织连接而成的，骨骼肌中分布着丰富的血管和神经，它可以运用血液所提供的氧气和葡萄糖生成肌肉收缩所需要的能量。因为我们可以有意识地控制骨骼肌的运动，所以骨骼肌又被称为随意肌。骨骼肌成对地附着在人体内所有骨骼上。在骨骼肌的作用下，我们可以通过关节的运动来活动四肢、弯腰、做出表情、转动头部和呼吸等动作。

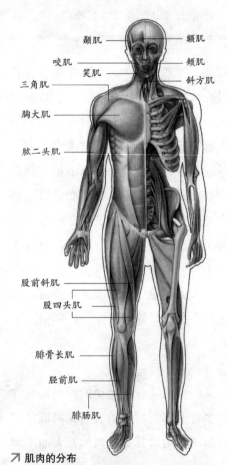

颞肌　　　　　额肌
咬肌　　　　　颊肌
三角肌　笑肌　　斜方肌
胸大肌
肱二头肌
股前斜肌
股四头肌
腓骨长肌
胫前肌
腓肠肌

↗ 肌肉的分布

上图中标明了大部分骨骼肌。当我们活动四肢时，有一些肌肉虽然没有剧烈活动，但是它们可能也在收缩。肌肉的收缩，或者说是肌肉的紧张性塑造了人体的形态。

在大脑的统一控制下，几组肌肉相互协作，从而做出上述动作。例如，抬腿的过程不仅和腿部肌肉有关，还需要背部和臀部肌肉的参与，才能保持身体其他部位的平衡。

将平滑肌放在显微镜下观察时，它没有骨骼肌上的交错横纹，平滑肌一名由此而来。平滑肌的收缩速度比骨骼肌缓慢，它分布在内脏器官，如消化系统的器官、子宫、膀胱和血管上。

平滑肌的活动不受大脑的控制，因此它又被称为不随意肌。例如，在我们凝聚眼神或者消化食物时，我们无须进行思考，是一种无意识的活动。

心肌只分布在心脏。心肌的特点是它的节律运动从不停歇。组成心肌的纤维相互连接，从而迅速地形成神经冲动，使心肌迅速有力地收缩。与平滑肌一样，心肌完全不受人的意识支配，它属于不随意肌。

◇ 肌肉是怎样收缩的？

每条肌纤维都由几百万条细小的丝状纤维构成。丝状纤维主要有两种，一种从肌凝蛋白转化而来，这种纤维短而厚；另一种纤维较薄，是从肌动蛋白转化而来。在肌肉收缩的起始阶段，大脑发出一个信号，通过神

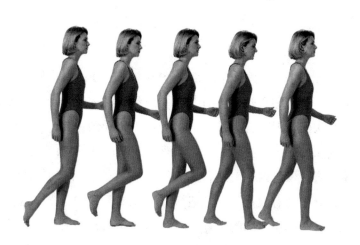

↗ **行走**

人体使用两条腿行走，图中这样复杂的运动需要多组肌肉的协调配合，在这个过程中，人们需要轮流抬起两条腿，使之交替前进，并且整个身体也必须保持平衡，维持一定的节奏。注意观察这位女士是如何用手臂进行辅助行走的。

经传导到肌肉。然后神经末梢释放出一种叫做乙酰胆碱的化学物质，使肌动蛋白纤维滑动到肌凝蛋白纤维之间，肌肉的末端被拉至中间位置，从而使肌肉收缩。这个过程所需要的能量来源于呼吸作用中所产生的化学物质ATP（三磷酸腺苷）。在肌肉收缩过程中，ATP 的化学能量转变为机械能，将分子连接在一起。

◇ 运动中的"多方参与"

四肢的活动需要许多对肌肉的参与，前页图中弯曲手臂的动作即是一例。首先是肱二头肌收缩，将前臂骨骼拉起，然后是肱三头肌收缩，将骨骼拉下，从而使手臂伸直，这种运动在关节处很常见，图中的运动见于肘关节处。参与这种运动的肌肉称为对抗肌。

神经系统：人体的信息网

神经系统的功能是将信息从身体的一部分传递给另一部分，它的最高传送速度可以达到每秒120米。神经末梢遍布于全身各处，从器官到皮肤都有神经末梢的存在。大脑操控着这个功能非凡的网络，以控制中心的身份统领着数亿个信号通路的活动。

人体的神经系统可以分为两部分。第一部分是大脑和脊髓构成的中枢神经系统，头面骨保护着极其复杂和精密的大脑。

脊髓位于脊柱椎管内，上端和大脑延髓相连，其中含有大量的神经细胞。大脑、四肢和躯干之间的数万个神经冲动都要通过脊髓这个通路进行传导。

在横切面上，脊柱中央为灰质，包在灰质外面的是白质。组成白质的神经细胞将神经冲动向上传导到脑或是向下传导到脊髓，灰质则控制着神经细胞之间的信息传送。

成对的脊神经从大脑和脊髓发出，从椎间孔中穿出，这些神经的分支遍布全身，构成神经系统的第二部分，我们称之为周围神经系统。周围神经系统的神经末梢常常向我们提示身体内部和外部的情况。周围神经和

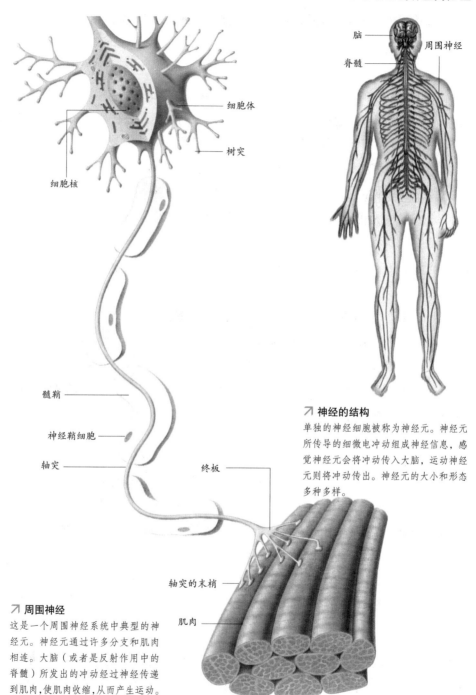

细胞体

树突

细胞核

脑

脊髓

周围神经

髓鞘

神经鞘细胞

轴突

终板

↗ **神经的结构**

单独的神经细胞被称为神经元。神经元所传导的细微电冲动组成神经信息，感觉神经元会将冲动传入大脑，运动神经元则将冲动传出。神经元的大小和形态多种多样。

轴突的末梢

↗ **周围神经**

这是一个周围神经系统中典型的神经元。神经元通过许多分支和肌肉相连。大脑（或者是反射作用中的脊髓）所发出的冲动经过神经传递到肌肉，使肌肉收缩，从而产生运动。

肌肉

· 13 ·

肌肉的联系使肌肉遇到刺激时发生收缩反应，从而产生运动。

◇ 小小神经元

大脑和脊髓构成中枢神经系统。周围神经系统遍布于全身各组织和器官，它包括由大脑发出的脑神经和由脊髓发出的脊神经。

每个神经元都有一个细胞体和一个细胞核，以及微小的突起。大多数神经元都有多个短的突起，叫做树突，以及一个长的突起，叫做轴突。树突以电冲动的方式接收信号，并将信号传递到神经元的中心。轴突则是将信号传出到相应的组织上。轴突的周围常常有一层髓鞘，髓鞘中含有大量的脂肪，它通过封裹来保护轴突，

并加速神经冲动的传导。

◇ 神经的"工作方式"

当神经元受到刺激时，在它的细胞膜表面，电量发生细微的变化，形成神经冲动的传递。神经冲动沿神经传导时，必须穿越所有轴突和树突末端的空隙（突触），神经冲动在到达轴突末端时消失，并引起轴突末端释放一种化学物质——递质。通过递质的作用，突触的细胞被激活，神经冲动得以继续传递。

动物性神经系统中的神经元遵循我们有意识的指令，例如走路、谈话和书写。植物性神经系统中的神经元完成我们无意识的活动，诸如改变心率和控制食物消化的速度。

心脏：不知疲倦的"泵站"

心脏的作用是使血液在人体内流动，维持生命。全身的血液约每分钟循环一次。血液在循环的过程中将营养物质和氧气运到全身各处的组织和器官，同时将废物排出体外。心脏从不停止跳动，它平均每年跳动4 000万次，在人的一生中约跳动30多亿次。

心脏位于两肺之间胸腔的中部，偏左下方，像一个握紧的拳头那么大。构成心脏的心肌是一种特殊的不随意肌，心肌可以有节奏地持续收缩

（跳动），从不停歇。因为人体内的组织和器官都需要新鲜血液不间断地供应营养，所以心肌的作用至关重要。举例来说，如果大脑缺氧的状况持续几分钟，脑细胞就会开始死亡，而大脑就会遭到严重损害。

◇ 心脏给身体供血，那谁给心脏供血？

心脏内部有四个腔，它们形成了左右相邻的两个泵，这两个泵之间有一层叫做隔的肌肉壁，将左右两边明显分开。

这层隔可以防止心脏左边的血液和右边的血液相混合。位于心脏上方

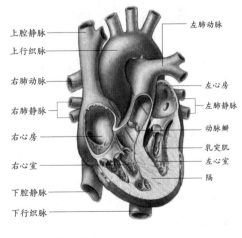

左肺动脉
上腔静脉
上行织脉
右肺动脉
左心房
左肺静脉
右肺静脉
动脉瓣
右心房
乳突肌
左心室
右心室
隔
下腔静脉
下行织脉

↗ 心脏的内部构造

这是心脏的切面图。心房将血液运往心室，然后心室将血液运往全身各处，所以心室的肌肉壁要比心房厚。

的两个腔叫做心房，位于心脏下方的两个腔叫做心室，心室比心房大，也更有力。

房室之间的血液流动由纤维组织构成的房室瓣控制。在血压的作用下，房室瓣会形成一个封口，防止血液回流，在心室和动脉之间也有这样的瓣膜，叫做动脉瓣。

因为心脏需要大量的氧气供应，所以它有自己的血液供应系统——冠状动脉系统。冠状动脉系统位于心脏外围，这个系统的血液不和流经心脏的血液混合。

◇ 心跳快慢谁决定？

当心脏的肌肉壁收缩时，心脏的房室会变小，血液从心房流向心室，然后从心室流向全身的动脉。右心室将血液运送到肺部，从而吸收新鲜氧气，与此同时，左心室将动脉血运往全身。

心脏跳动的频率是由脑干控制的，脑干所发出的神经信号可以使心率加快或减慢，在我们恐惧或情绪激动时，激素进入血液，会使心跳加快。心脏内有一组特殊的心肌细胞——起搏器，起搏器控制着每次心跳的速度。

血液循环：人体奔腾的"内河"

循环系统包括人体内的大血管和微血管，这是一个复杂的运输系统，它的总长度约为10万千米。通过心脏的收缩作用，循环系统将血液运往全身，从而维持生命。

血液的有效运输对于维持身体健康来说是至关重要的。血液运送着氧气和食物中的营养物质，并且将细胞代谢过程中产生的二氧化碳等废物排出体外，血液还维持着人体内的水分比重和化学平衡，并保持体温恒定。一个成年女子体内的血液总量是4~5升，一个成年男子体内的血液总量是5~6升。血液中将近一半是血浆（血浆中含有水、蛋白质和盐分），其他成分是红细胞、白细胞和血小板。

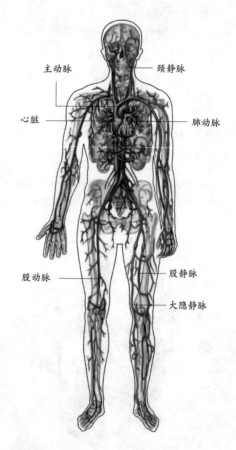

主动脉
颈静脉
心脏
肺动脉
股动脉
股静脉
大隐静脉

◇ **3种血细胞**

红细胞又称红血球，呈无细胞核的扁平结构。人体每立方毫米的血液中约有500万个红细胞。骨髓是红细胞的诞生地，每秒钟可以生成约200万个红细胞。血液中运送氧气的血红蛋白中含有铁，因此红细胞呈现红色。

白细胞，又称白血球，比红细胞略大一些，有细胞核。人体每立方毫

↗ 循环系统

静脉将血液运到心脏，在图中标为蓝色；动脉将心脏内的血液运出，在图中标为红色。连接心脏和肺的肺动脉中流动的是静脉血，除此之外，所有动脉中都流动着动脉血。

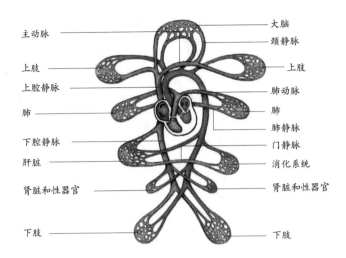

主动脉 — — 大脑
　 — 颈静脉
上肢 — — 上肢
上腔静脉 — — 肺动脉
肺 — — 肺
　 — 肺静脉
下腔静脉 — — 门静脉
肝脏 — — 消化系统
肾脏和性器官 — — 肾脏和性器官
下肢 — — 下肢

↗ 血液循环

肺动脉将血液运送到肺部，血液在肺部得到氧气，并将氧气运送到全身的组织和器官，然后通过静脉流回心脏。消化系统的血液要先流经肝脏，肝脏储存营养物质后，血液才到达心脏。

↘ 血液运输

如下图所示，动脉由上皮细胞层、结缔组织和肌肉层组成。静脉中的瓣膜起到防止血液回流的作用，血液流经全身血管。白细胞分为5种类型，它们占血液容积的10%。红细胞的数量是白细胞的1 000倍左右。

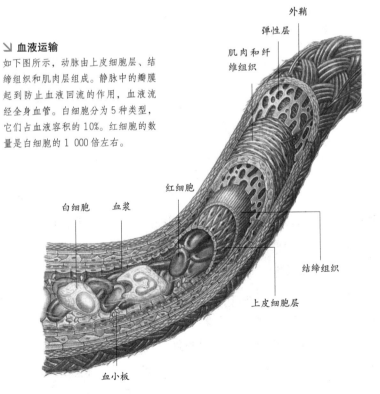

外鞘
弹性层
肌肉和纤维组织
红细胞
白细胞　血浆
结缔组织
上皮细胞层
血小板

米的血液中大约有5 000个白细胞。有些白细胞（巨噬细胞）可以包围并吞噬进入体内的异物，例如微生物，还有一些白细胞能够抵抗各种病菌的感染，产生各种抗体。

血小板这种细胞较小。当血管壁受到损伤时，血液在血小板作用下凝固成块，起到止血的作用。

◇ 四通八达的血管网

人体内的血管所组成的网状系统遍布全身各处，其分支可达全身各处细胞。最有力的血管是动脉，因为动脉壁必须承受从心脏流出血液所产生的高压。动脉分支为小动脉，小动脉又分支为毛细血管。毛细血管将血液运往全身各个组织。食物和氧气经过毛细血管的薄壁进入细胞，同时二氧化碳等废物被运出细胞。毛细血管里的血液再次汇合到小静脉，小静脉里的血液又到静脉，最后将血液运回心脏。

呼吸不能停止

我们将空气吸入肺部，使人体获得氧气。氧气起着驱动呼吸的作用，并为人体细胞提供能量。因为人体不能储存氧气，所以我们必须不间断地呼吸，然后呼出二氧化碳等废物。虽然我们可以控制自己呼吸的快慢，但呼吸仍然是一种无意识的行为。

呼吸系统包括鼻子、咽喉、气管、肺和一些胸部肌肉。在这些器官的协调工作下，通过呼吸作用使人体获得氧气，同时把二氧化碳排出体外。呼吸的频率随机体所承担的功能而变化。在一般情况下，我们每分钟呼吸约10次，而在剧烈运动或受到惊吓时，呼吸频率可能增加到每分钟约80次。通常呼吸运动是自发进行的，不过我们在清醒的状态下也可以控制自己的呼吸频率。

◇ 肺泡数目真惊人

首先，鼻腔或嘴吸入空气，并对其进行加温。

然后，空气进入咽喉和器官。鼻

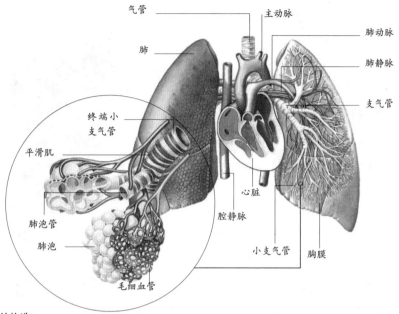

气管

主动脉

肺

肺动脉

肺静脉

支气管

终端小
支气管

平滑肌

肺泡管

肺泡

毛细血管

心脏

腔静脉

小支气管

胸膜

↗ 肺的构造

当空气进入肺，空气通过许多支气管最后到达肺泡。肺泡的周围包围着大量的毛细血管。当血液流过毛细血管时，氧气从肺泡进入到血液，同时二氧化碳从血液进入肺泡，气体交换过程就发生了。

毛和鼻黏膜分泌的黏液可以过滤并吸附灰尘颗粒，阻挡它们进入肺部。气管下端分为左右支气管，分别和两肺相连。两肺位于胸腔，分布在心脏的两侧，围着它们的是一层叫做胸膜的组织，横膈膜位于肺部下方。

支气管进入肺后多次分支，形成小支气管，小支气管和肺泡相连接。肺部约有3亿个肺泡，如果平铺开来，肺泡的面积有网球场那么大。

◇ **反应灵敏的"换气站"**

影响呼吸运动的是血液中的二氧

化碳含量，而不是氧气含量。脑干细

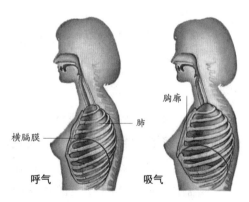

胸廓

肺

横膈膜

呼气　　　**吸气**

↗ 呼吸作用的原理

如下图所示，人在吸气时，胸廓抬高，横膈膜（将胸腔和腹腔隔离的肌肉层）变平，这使得胸廓扩大，肺内压力低于外界大气压，因为空气总是从压力高的地方流向压力低的地方，所以气体就进入到肺内。通常每次呼吸吸入气体量约为500毫升。

胞会对体内气体浓度的微小变化迅速作出反应，调节肺部呼吸。

◇ 呼"旧"吸"新"

肺动脉将静脉血运送到肺部（上一页图中蓝色），肺静脉将动脉血运回心脏（上一页图中红色），肺动脉和肺静脉的分支形成的毛细血管包围着肺泡。肺部的氧气通过薄薄的肺泡壁进入毛细血管，加速血液流动。血液运输的氧气通过心脏到达全身的各个组织和器官，与此同时，二氧化碳等废物进入肺泡，随呼气排出体外。

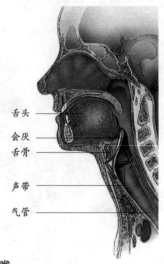

舌头
会厌
舌骨
声带
气管

↗ 咽喉

咽喉位于气管上端。当我们发音时，空气穿越咽喉，使喉腔内的声带振动，然后通过舌头、嘴唇和脸部肌肉的运动，把这种振动转化为各种各样的声音。

细胞也在呼吸

人体运动需要能量，那么这些能量是从哪里来的呢？答案是通过细胞呼吸产生能量。

在呼吸运动中，氧气进入血液，二氧化碳被排出体外，这是个物理过程。除此之外，在呼吸运动的作用下，细胞中还发生着复杂的化学反应，为人体的活动提供能量。

◇ 运输氧气，血红蛋白功不可没

在空气中的氧气进入人体细胞的过程中，血红蛋白起着关键性的作用。血红蛋白是一种含有铁成分的蛋白质，每个红细胞中的血红蛋白分子约有2.8亿个，成熟的红细胞中没有细胞核，从而可以容纳更多的血红蛋白分子。

首先血红蛋白从肺部装载氧气，将氧气运送到细胞，然后回到肺部开

血红蛋白

肺部的肺泡既是氧气进入毛细血管的场所，又是二氧化碳从血液进入肺部的地方。血红蛋白是红细胞中的一种特殊的蛋白，它在毛细血管内和氧结合，把维持生命所必需的各种元素从肺部运送到全身的细胞。

线粒体

所有的细胞中都含有线粒体。线粒体是一系列化学反应发生的场所，葡萄糖在这里被分解，从而为细胞提供能量。能量以化合物 ATP 的形式储存。

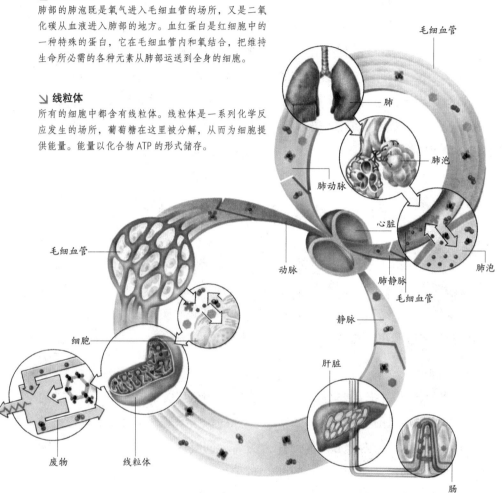

毛细血管

肺

肺泡

肺动脉

心脏

肺静脉

肺泡

毛细血管

动脉

静脉

毛细血管

细胞

肝脏

废物

线粒体

肠

始新一轮的运载。氧气和血红蛋白在肺部的毛细血管结合形成鲜红色的氧合血红蛋白，血红蛋白卸载氧气之后变成暗红色的去氧血红蛋白。每个血红蛋白分子可以装运4个氧原子，人体每分钟都在运输着5.6艾×10^{22}个氧原子。

人体在缺氧的状态下，例如处于海拔很高的地区时，会自动生成更多的红细胞，从而产生更多运载氧气的血红蛋白。

◇ 能量就这样生成啦

当氧气到达细胞后，脱离血液，

通过细胞膜进入细胞。血液将消化系统中的葡萄糖运送到细胞中，葡萄糖和氧气结合，产生一系列的化学反应。在这个化学反应中，葡萄糖中的能量被释放出来，同时产生二氧化碳和水等废物。线粒体是细胞中发生这些化学反应的场所。

在高倍电子显微镜下，可以看到线粒体呈圆柱状，内层表面布满褶皱。这些褶皱增大了上述生成能量反应的发生面积。

无论是运动时的肌肉收缩还是蛋白质的合成，都需要利用细胞所生成的能量。

食物是怎样被消化的

食物持续提供的养分是维持生命功能所必需的。人体缺少了养分，细胞就不能进行新陈代谢，不能提供肌肉运动所需的能量，也不能进行其他维持身体健康所必需的活动。消化系统的功能正是将餐桌上的食物转变为人体可以吸收利用的物质。

人体的消化系统主要分为两部分。从口腔到肛门的消化道是一条很长的中空管道，它的内壁上大部分有皱襞，最窄的部位是食管，最宽的部位是胃；消化器官、消化腺和其他组织构成消化系统的第二部分，它们在消化过程中起着不可或缺的作用。具体而言，消化系统的第二部分就是口腔、肝脏、胰脏和胆囊所分泌的消化液。

◇ 食物的"旅程"

消化过程开始于口腔。进食时牙齿将食物分割成小块，增大消化液的接触面积，唾液开始对食物进行化学分解，同时舌头将食物卷成便于吞咽的球状。

在十二指肠中，小肠壁和胰腺分泌更多的酶（加快食物分解的化学物质）来消化食物。唾液淀粉酶将淀粉分解成一种糖——麦芽糖，胰蛋白酶和胰凝乳蛋白酶将蛋白质分解为更小的分子。十二指肠只吸收一部分食物，小肠后部的回肠吸收大部分的食物。在回肠中，糖分转化为更小的形

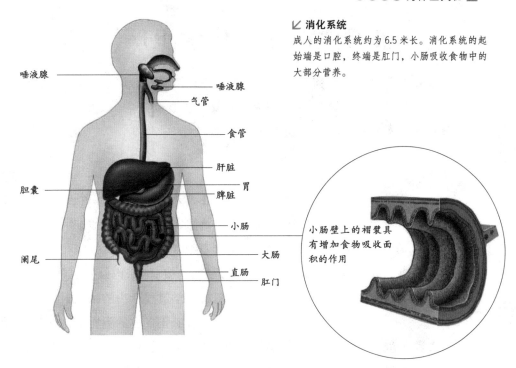

消化系统

成人的消化系统约为 6.5 米长。消化系统的起始端是口腔，终端是肛门，小肠吸收食物中的大部分营养。

唾液腺

唾液腺

气管

食管

肝脏

胃

脾脏

小肠

大肠

直肠

肛门

胆囊

阑尾

小肠壁上的褶襞具有增加食物吸收面积的作用

式，蛋白质被分解为氨基酸。小肠的褶襞以及小肠上的微小突起——绒毛具有增加食物吸收的作用，其上分布着丰富的毛细血管，已消化的蛋白质和碳水化合物经过小肠壁进入血液。

经过小肠的消化后，食物中的大部分有用物质已经被人体吸收。含有黏液和消化液的食物残渣进入大肠，大肠的结肠部位会重新吸收食物残渣中的水分。剩余的废物形成粪便，移动到消化道的终端——直肠，粪便在直肠内短暂停留后经肛门排出体外。

加工食物的"化学工厂"

食物加工需要一系列的"消化液"，消化腺就是分泌这些液体的腺体。消化腺包括大消化腺，即3对大唾液腺、胰腺和肝脏，以及分布于消化管壁内的许多小消化腺。

大消化腺是实质性器官，包括由腺细胞组成的分泌部和导管，分泌物经导管排入消化管，对食物进行化学消化作用。此外，胰腺除了能分泌消化液还有内分泌功能。

◇ 人体最大的"化工厂"

"五脏六腑"中的肝脏是人体内最大的内脏器官，和它紧密相连的是胆囊和胰腺。一个肝脏就是一个活的化工厂，它帮助人体执行100多项任务，包括合成蛋白质、清除有毒物质以及存储铁质和维生素。如果肝脏功能停止，人体只能存活几个小时。

肝脏大而柔软，类似锥形，位于腹部右上方，通过结缔组织和横膈膜相连，它的内部结构分为4部分。由肝脏的化学过程产出的绿色胆汁储存在位于肝脏正下方的胆囊中，它在帮助人体消化脂肪后流入十二指肠。

肝脏的供血十分丰富，它所需血

★古希腊人称呼"肝脏"为hepar，英文中hepatic一词由此而来，人们用这个单词称呼一切与肝脏有关的事物。

★胚胎时期的红细胞由肝脏来制造。

★中国医学在2 000多年前就已经认识到肝脏的重要性。

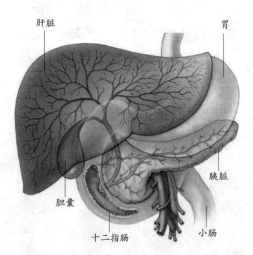

↗ **肝脏及其相邻器官**
成人的肝脏重约1.5千克，胰脏和肝脏紧密相连，胆囊位于肝脏下方，其上分布着许多肝小叶的分支导管。

液的1/5来自主动脉的一个分支——肝动脉，其余血液来自肝门静脉。这些血液中富含小肠和大肠已经消化吸收的营养物质，肝脏负责对这些营养物质进行进一步加工，之后血液经肝静脉流入心脏。

将肝脏放在显微镜下观察时，可以看到肝脏是由大量的肝小叶组成的，肝小叶呈六边形，直径约1毫米。每个肝小叶都是由几百万个肝细胞组成，肝细胞之间有肝动脉、门静脉、胆管和淋巴管的分支。肝动脉和门静脉中的血液经窦状隙这一管道流入肺小叶，并汇集到肺小叶中央的静脉。

◇ 新陈代谢中转站

肝脏中储存着脂肪、蛋白质和碳水化合物。肝脏将这些营养物质进行加工，以便于人体吸收利用；肝脏中也储存着一些维生素，包括维生素A、维生素D和维生素B$_{12}$；葡萄糖以肝糖原的形式储存在肝脏中，肝糖原是一种类似淀粉的碳水化合物，肝脏将肝糖释放到血液中，为细胞的呼吸运动提供能量；肝脏将脂肪分解并储存在肝细胞中；蛋白质以氨基酸的形式进入肝脏，肝脏利用这些氨基酸再

↓ 肝脏的血液供应
从心脏流出的血液经主动脉将富含氧气的血液通过肝动脉运送到肝脏。分布在肝静脉周围的小肠和大肠也将富含营养物质的血液运送到肝脏。血液经肝静脉流出肝脏。

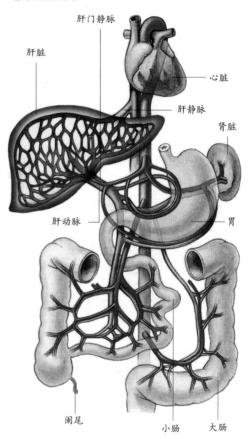

合成血浆中的蛋白质，在这个过程中所生成的废物是尿素，蛋白质不同于葡萄糖和脂肪，它不能被人体储存，所以必须尽快地利用。

肝脏还起着清除血液中有害化学物质的作用。通过肝脏的解毒作

用，药物和酒精中的有毒成分转变为无毒害的物质，然后以尿液的形式排出体外。

◇ 小器官，大作用

胰脏呈长条状，约有15厘米长。胰脏所分泌的胰液中含有的酶具有分解碳水化合物、脂肪和蛋白质的作用。胰液流入小肠的第一部分——十二指肠。胰液中的盐分可以中和胃壁所分泌的胃酸。

胰脏还分泌胰岛素，胰岛素流入血液中，控制着从肝脏释放到血液中的葡萄糖含量。

尿是怎么产生的

泌尿系统控制着人体内的水分含量和液态化学组分，它确保细胞和组织内的化学反应维持恒定的密度，从而保证人体功能的正常运作，蛋白质等废物通过泌尿系统的排泄作用被排出体外。肾脏在这些功能中起最主要的作用。

肾脏位于后腹上方的脊柱两旁，左右各一。低处的肋骨覆盖了部分肾脏，起到保护作用。每个肾重约140克，呈红褐色，形状如菜豆。肾动脉是主动脉的分支之一，为肾脏提供所需的血液，肾脏过滤后的血液再经肾静脉回到腔静脉，流入心脏。

◇ 解剖肾脏

肾脏的表层叫做皮质层。皮质层由肾小球组成，肾小球是一种毛细血管球，包围肾小球的组织叫做肾球囊，肾球囊向下延伸出一条长长的弯曲管道，这就是肾小管。肾小球、肾球囊和肾小管统称一个肾单位。每个肾脏内约有100万个肾单位。

肾小管从皮质层伸入到肾脏的第二层——髓质层，最终进入肾盂，肾盂形状像个漏斗，里面聚集着肾脏产生的尿液。

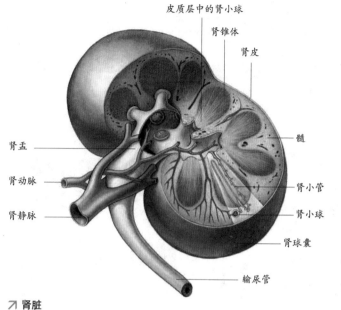

皮质层中的肾小球
肾锥体
肾皮
髓
肾盂
肾动脉
肾静脉
肾小管
肾小球
肾球囊
输尿管

↗ **肾脏**

人体有一对肾脏，每个肾脏长约10厘米，宽约5厘米。肾脏主要分为3部分：最外层是皮质层，中间是髓质层，肾盂位于肾脏中心。肾动脉将血液运送到肾脏，然后再经肾静脉流出。

◇ 简直就是个"血筛子"

肾脏是一个起过滤作用的器官，肾脏的主要功能是将人体内的可溶性废物通过尿液的形式排出体外。同时，肾脏协调着人体内的水分以及各种化学成分的含量，维持体内酸碱平衡。

血液经肾动脉到达肾脏，再进入肾小球内的毛细血管中。血液经肾小球过滤。在这个过程中，水分、葡萄

糖、钾、钠、氨基酸、尿素（蛋白质分解消化过程中产生的废物）和尿酸被过滤出来，而血细胞和大分子蛋白质仍然留在血液中。过滤后的液体经肾小管到达输尿管，在肾小管运输的过程中，水分、葡萄糖和氨基酸会再经受一个重吸收的过程而回到血液中去。

◇ 尿液生成了

进入输尿管的液体就是尿液。尿液中成分众多，其中水分占95%左右，尿素约占2%，氯化钠约占1%，剩余的2%是尿酸、钙、钾和氨等。

人体每天排出约1升尿液。尿液流经输尿管后在膀胱中聚集，充满尿液的膀胱会伸长，然后通过尿道将尿液排出体外。人体的排尿量和出汗流失的水量也有关系。

激素在作怪

激素在希腊文原意为"兴奋活动"。是由内分泌腺产生的化学物质。激素随着血液输送到全身，控制身体的生长、新陈代谢、神经传导等。

对健康的影响激素在人体内的量虽然不多，但是对健康却有很大的影响，缺乏或是过多引发各种疾病，例如：生长激素分泌过多就会引起巨人症；分泌过少就会造成侏儒症。而甲状腺分泌过多就会引发心悸、手汗等症状；分泌过少就易导致肥胖、嗜睡等。胰岛素分泌不足就会导致糖尿病。

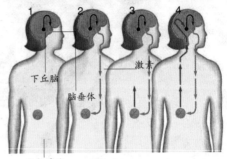

下丘脑
脑垂体
激素
目标腺体

↗ **激素控制系统**

在一种激素激发细胞作出预期反应后，这种激素就会停止作用，直到人体再次需要这种激素。这个过程是这样实现的：下丘脑分泌的激素（图1），激发脑垂体分泌某种激素（图2）。脑垂体所分泌的激素通过血液循环到达目标腺体，激发目标腺体分泌另一种激素（图3），血液循环再将这种激素运送到所需部位。此激素的一部分会到达下丘脑，使原先激发脑垂体的激素停止作用（图4）。

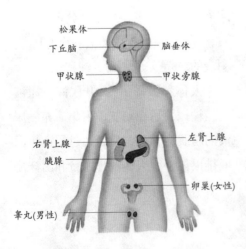

松果体
下丘脑
脑垂体
甲状腺
甲状旁腺
右肾上腺
左肾上腺
胰腺
卵巢(女性)
睾丸(男性)

↗ **内分泌腺**

内分泌腺的分泌物直接进入血液循环，合成化学物质，即激素。上图表明了人体内的主要内分泌腺。

◇ **小分量，大意义**

人体内有两类腺体，我们可以根据分泌物输送路径的不同而区分这两类腺体。外分泌腺通过微小的导管释放它们的分泌物。如汗腺（分泌汗液降低体表温度）、唾液腺（分泌口腔中的唾液）和泪腺（起到清洗眼睛的作用）都是外分泌腺。胃壁和肠壁上都分布有此类腺体，这些腺体分泌的酶进入消化道，加强消化功能。

人体内的另一种腺体是内分泌腺。内分泌腺分泌的化学物质辅助维持人体的正常功能。内分泌腺没有导管，这些腺体的细胞所合成的化学物质——激素，直接进入血液。有时被称为化学信使的激素会通过血液循环输送到体内其他腺体和器官。荷尔蒙的分泌及其微量，却是生命中的重要物质。

↘ **战斗还是逃跑？**

在某些情况下，例如人们恐惧或气愤时，大脑会向垂体发送一条信息，激发肾上腺分泌肾上腺素，人体随之发生变化，肌肉会做好准备以帮助人们战斗或逃跑。

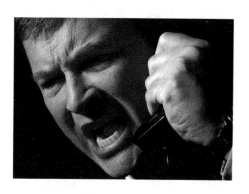

◇ **"专一"的激素**

荷尔蒙用于控制人体内各种功能的活动，每种荷尔蒙控制一项具体的活动或过程。比如说，松果体控制人的情绪和睡眠。

垂体控制着许多其他腺体的活动，因此常常被视为最重要的腺体，它的活动处于丘脑的控制之下。垂体分泌的荷尔蒙控制肾脏的功能、人体的生长发育以及性腺的活动。其中性腺指的是男性的睾丸和女性的卵巢。在青春期，性腺分泌性激素，促进男女性成熟，为人类繁衍后代做好准备。垂体还控制着人体的肤色，随着阳光强度的变化，垂体激活人体内的黑素细胞，从而产生黑色素。甲状腺同样受到垂体的控制，它所分泌的甲状腺素控制着细胞对能量的利用，如甲状旁腺素控制着体内钙的代谢，维持骨骼的力量。

垂体还影响肾上腺的功能。肾上腺分泌两种激素：肾上腺素和去甲肾上腺素。这两种激素控制精神紧张时人体的反应，并为人体的紧急行动做好准备，肾上腺还起着协调人体生长发育和新陈代谢的作用。

生命从哪里来

生命从哪里来？这个问题可能每一个小孩都会问到，但是回答得上来的爸爸妈妈却少之又少。

人的生命起始于受精卵。当单个精子的细胞核和卵子的细胞核结合时，就形成了受精卵。受精卵在妈妈的子宫中继续进行细胞分裂，并发育成胚胎。经过十月怀胎的历程，一个新的生命就要诞生了。

◇ 精子和卵子的产生

产生精子的器官叫睾丸。睾丸在阴囊内，是一对椭圆形器官。睾丸的主要生理功能是产生精子和睾丸激素。男性体内每天产生约3亿个精子细胞，精子形成后进入附睾，附睾是一根蜷曲的导管，精子在附睾中成熟并储存，之后精子离开人体或被分解。

精子很小，长约60微米，只有用显微镜才能看到。精子的形状似蝌蚪，有长尾，能游动。一个精子就是一个雄性生殖细胞。

产生卵子的器官叫卵巢。卵巢每个月排出一个卵子，这个过程就称为排卵过程。卵子产生后经过输卵管到达子宫，在这个过程中，卵子周围的数千个细胞通过纤毛的运动将卵子推

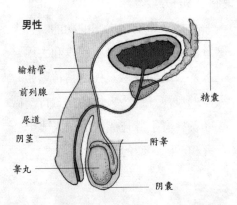

男性

输精管
前列腺
尿道
阴茎
睾丸
精囊
附睾
阴囊

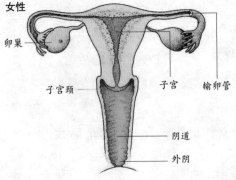

女性

卵巢
子宫颈
子宫
输卵管
阴道
外阴

↗ **生殖器官**
左图是男性生殖器官的侧面图，右图是女性生殖器官的正面图。

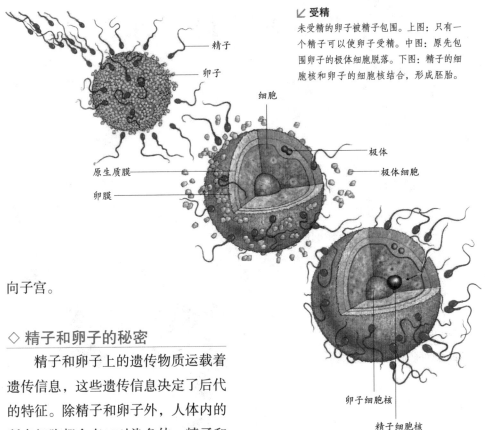

精子

卵子

细胞

极体

极体细胞

原生质膜

卵膜

卵子细胞核

精子细胞核

↙ 受精
未受精的卵子被精子包围。上图：只有一个精子可以使卵子受精。中图：原先包围卵子的极体细胞脱落。下图：精子的细胞核和卵子的细胞核结合，形成胚胎。

向子宫。

◇ 精子和卵子的秘密

精子和卵子上的遗传物质运载着遗传信息，这些遗传信息决定了后代的特征。除精子和卵子外，人体内的所有细胞都含有23对染色体。精子和卵子中各含有23条染色体，在卵子受精后，染色体结合成为23对，形成一套完整的染色体。

◇ 精子和卵子相遇了

在兴奋状态下，男性阴茎周围的海绵组织充血，阴茎变硬，做好进入女性阴道的准备。精子通过输精管的运送和前列腺以及精囊的分泌物混合，成为精液。

尿道一次射出（通过肌肉的收缩）的精液约4毫升，其中含有近3亿个精子细胞。精子首先到达子宫的底部，然后通过摆动鞭毛向上游过输卵管，最终接近卵子，通常只有几百个精子能到达卵子的位置。精子和卵子接触后，卵子立即被精子所包围。如果某个精子能够成功穿越卵子的外层，这个精子的细胞核就可能会和卵子的细胞核结合，成功受精。

生命的孕育和出生

精子和卵子相遇后，一个新的生命就算诞生了，接下来就是生命在子宫中孕育了。

受精卵在女性子宫中进行一系列重复的细胞分裂，最终长成一个成形的婴儿，这个过程称为妊娠期，妊娠期通常为38周。妊娠前8周的婴儿称为胚胎，之后则称为胎儿。

◇ 受精以后发生了什么

卵子在输卵管内受精后，开始细胞分裂，大约一周以后，胚胎从输卵管到达子宫，胚胎开始分泌酶，使子宫内膜脱落，然后进入子宫的空心，这个过程称为胚胎植入。

胚胎植入之后，胎盘开始形成。胎盘为胎儿的生长发育提供氧气和营养物质，并处理胎儿发育过程中产生的废物。胎盘还起着隔离有害物质的作用。随后脐带开始形成，脐带连接着胎儿和胎盘，胎儿通过脐带从母体获得营养物质。

胚胎的脊柱形成在妊娠期的第3周末，胚胎的心脏通常在妊娠的第

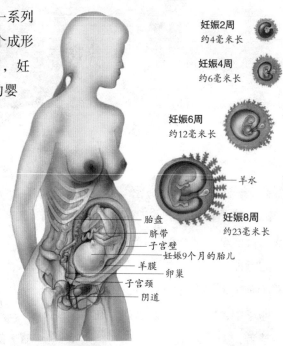

妊娠2周
约4毫米长

妊娠4周
约6毫米长

妊娠6周
约12毫米长

——羊水

妊娠8周
约23毫米长

胎盘
脐带
子宫壁
妊娠9个月的胎儿
羊膜
卵巢
子宫颈
阴道

↑ 妊娠各阶段

妊娠两周后的胚胎是一个细胞盘。妊娠4周时，胚胎中的四肢开始发育。妊娠6周后，许多内部器官成形。妊娠第8周时，胎儿的手指和脚趾出现。妊娠9个月后，胎儿转为头朝下的位置，准备出生。

4周开始跳动，此时可以观察到肺部和肝脏。妊娠第8周后的胚胎称为胎儿，胎儿有手指和脚趾，并且开始会移动。

干什么，全靠一个脑

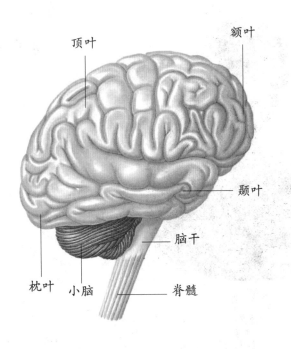

顶叶

额叶

颞叶

脑干

枕叶　小脑　脊髓

人体最高司令部

人脑控制着人体的行动，维持人体系统的正常功能。脑部运用我们感官所接受到的信息对周围环境做出判断，并使我们采取相应的行动。人类能够运用大脑理智思考，这是人脑特有的功能，正是这一功能使人类和地球上其他动物区分开来。

本章所要讨论的是脑的结构，并深入阐述脑的功能。介绍脑的结构之后，我们将认识脑的不同部位的功能；继而我们将讨论脑的各种功能，包括记忆的组织、学习的过程、提高学习能力的方法、思考的方式以及智力的测评。

另外本章还将介绍一些与人脑密切相关的器官——眼睛、耳朵以及嗅觉、味觉和触觉器官等。人体通过这些器官认知周围世界，为大脑提供信息，产生相应的活动。

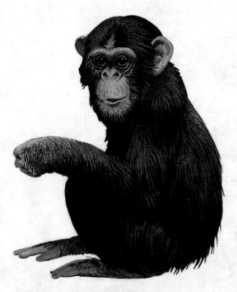

↗ 黑猩猩和语言

在所有动物中，黑猩猩和人类最为接近。科学家进行了许多实验，试图教会黑猩猩用语言和人类进行交流，例如手势语。然而，到目前为止，科学家还不能确定黑猩猩是否能以人类的方式理解或使用语言。

◇ 脑，让人类成为地球的主宰

脑是人体内最大的器官，也是最复杂的器官。虽然有些动物的脑比人脑更大（例如大象和海豚），但是人类依然是地球上最聪明的生物，这是因为人类负责思考和行动的大脑是所有动物中最发达的。

人脑由数亿个脑细胞组成，脑细胞通过几百万个神经纤维相连接，构成一个高度复杂的器官。人脑的功能极为强大，被称为人体的最高"司令部"。无论是有意识的思考还是高度

★人脑中约含25亿个神经元（神经细胞）。

★人脑所需的血液约占人体总血量的20%。

★大脑的左半球和右半球通过胼胝体相连接。

★人脑重约1.3千克。

协调的体力活动，都不能缺少脑的控制。此外，脑还在人们的无意识中控制着人体的正常生理功能。

人脑的高度复杂性使人类与其他动物区别开来。正是因为人类智力超群，所以才能在世界上占据主导地位。虽然有些动物比人类更强壮或感官更敏锐，但是人类所特有的思考和推断能力使得人类能够克服体力上的缺陷，并且远远超过其他动物。

虽然许多动物也会进行简单的学习、记忆和交流，但是人类进行这些行为方式的复杂程度远远高于其他动物。

虽然人类的体力并非十分强壮，但是人类可以运用自己的智慧改善原本恶劣的环境，充分利用环境资源，使自己生存下来。

◇ 人类所知道的脑

目前，人们对大脑和感觉器官的构造已经有相当程度的了解，对于这些器官的功能已经十分熟悉。例如，我们了解信息是如何以电冲动的形式从一个脑细胞传递到另一个脑细

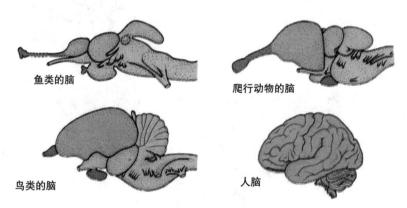

鱼类的脑

爬行动物的脑

鸟类的脑

人脑

↗ **脊椎动物脑的比较**
动物的进化程度越高，大脑（脊椎动物脑中负责思考和行动的具体部位）的容量就越大。从上图可以观察到，人的大脑相对比较大，它覆盖了脑的许多部位。大脑皮层上有很多褶皱，这些褶皱增大了大脑皮质的表面积。

胞的。然而，我们尚未深入了解人脑如何组织自己的活动以及某些脑部疾病的病理。人脑研究是一个复杂的课题，许多科学和医药学领域都在进行着对人脑的研究，试图对它有更充分的了解。人脑研究的两个主要领域是心理学和精神病学。

精神病学和心理学密切相关，是医药学的新兴学科之一。精神病学研究精神性疾病的诊断和治疗。精神学家致力于采用各种治疗手段治愈不同的精神性疾病。

脑里面都有什么

人脑是什么样子的？人脑里面都有些什么组成部分？这些问题对于过去的人们来说是一个谜，但今天的医学水平已经能够很好地给出答案。

直观看来，脑有点像半个核桃，是连在一起的两个四分之一球体，表面皱在一起皱出一条条的纹路。脑主要由三个部分组成，大脑、小脑和脑干。这三个部分共同或独自承担起大脑各种复杂的活动。

◇ 三大组成部分

脑位于颅腔内，它受脑膜和厚厚的颅骨的保护，处于一种特殊的营养性液体——脑脊液中。脑脊液具有缓冲作用，在颅骨受到冲击时起到保护脑的作用。脑是神经系统的中枢，也是人体内最复杂的器官。脑虽然重约1.3千克，但所消耗的能量约占人体全部能量的20%。

人脑内包含数亿个神经元（神经

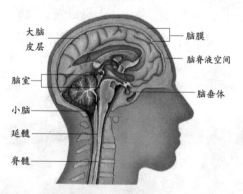

大脑皮层
脑膜
脑脊液空间
脑室
脑垂体
小脑
延髓
脊髓

↗ **脑部受到的保护**

脑部这个精密的器官受到1层脑骨骼（即颅骨）和3层膜（即脑膜）的保护。脑脊液处于脑膜的中间层和内层之间，当头部受到外伤时，脑脊液起到缓冲作用。此外，脑脊液中含有丰富的葡萄糖和蛋白质，为脑细胞提供能量。脑脊液中还含有淋巴细胞，帮助脑抵御病菌的感染。脑脊液在脑和脊柱之间流动，并流经脑部的4个腔——脑室。

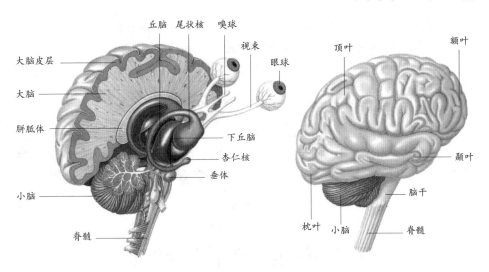

↗ **脑的切面图**
此处是脑的切面图和侧面图。图中标明了视神经、嗅球和眼球的位置，以显示它们和脑的联系。

细胞）和神经胶质细胞，神经胶质细胞起着支撑和保护神经元的作用。

人脑主要包含3部分：大脑约占人脑总重的90%，是脑中最大的部分，大脑的外层是大脑皮层，大脑皮层上的褶皱所形成的凸起叫做"回"，凹槽叫做"沟"，每个人大脑皮层的褶皱都不完全相同，组成大脑皮层的神经元叫做灰质，灰质的下面则是白质，白质大多是由长长的神经束或轴突组成。大脑是由左、右两个大脑半球组成，这两个脑半球通过神经纤维相联系。每个脑半球根据其上的裂纹可分为4部分：枕叶、颞叶、顶叶和额叶。

脑的第2大部分是小脑，小脑位于大脑的边缘。小脑的形状像是一只合上翅膀的蝴蝶，在中心区两侧各有一个小脑半球。小脑的表面是灰质，灰质形成脊状薄层。位于灰质下面的是树枝状的白质，白质中包含有更多的灰质，它们的功能是将信息传递到脊柱和脑的其他部位。

脑的第3部分是脑干。脑干包括

★人脑的两个半球的分界清晰可见，但它们之间是通过几百万条神经纤维相联系的。

★人脑约占人体总体重的2%。

★脑是胚胎期发育最快的器官。

延髓、脑桥、中脑，并向下延伸到脊髓。脑干的神经细胞起着联系脊髓和脑各部位的作用。

◇ 其实不止三个部分

通过观察大脑的切面图，可以看到大脑的其他部位。脑干上方是球状丘脑，丘脑负责传播大脑皮层从脊髓、脑干、小脑和大脑其他部位所接收的信息。下丘脑很小，靠近脑的底部，它在激素的释放过程中起着重要的作用。另一个部位是扁桃核，它控制着人体内的一些基本功能。尾状核辅助人体的运动。在大脑底部观察到的连接大脑两半球的神经纤维称为胼胝体。

人为什么能记住往事

人们能够生动地回忆童年时发生的一件小事，尽管这件事已经过去了很多年。人们也能回忆起某个梦境，哪怕他在现实生活中从未有过类似的经历。然而，人们又往往会忘记几个小时前拨打的那个电话号码或某个人的名字。这些只不过是展示人类记忆的神奇以及记忆工作方式的几个常见的例子。

人脑能够储存过去曾经发生过的事件，在之后回忆起这些事件，并且运用这些信息完成具体的任务，这种能力称为记忆。记忆是一个极其复杂的储存系统，常常需要许多活动的参与和协作。

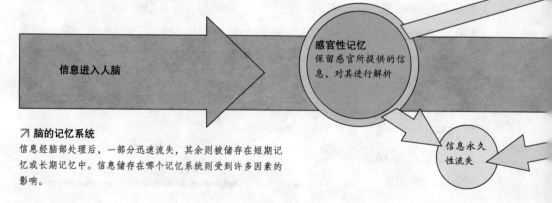

信息进入人脑

感官性记忆
保留感官所提供的信息，对其进行解析

信息永久性流失

↗ **脑的记忆系统**
信息经脑部处理后，一部分迅速流失，其余则被储存在短期记忆或长期记忆中。信息储存在哪个记忆系统则受到许多因素的影响。

◇ 记忆也分种类吗？

记忆主要分为3种类型。第一种为感官性记忆，这是我们认识世界的一种方式。例如，我们对声音的辨认便属于感官性记忆，我们通过倾听他人的发音来理解言语。由感官性记忆得来的印象被传递到记忆系统的其他两个部分，即短期记忆和长期记忆。

当我们进行数字运算这样简单的任务时，所运用的记忆便是短期记忆。要完成这个运算任务，我们必须回忆起足够长的数字。研究表明，短期记忆分为3个阶段：语音环路（储存语言信息以备计算之用）、视觉空间缓冲器（帮助我们处理视觉形象）和中央执行器（控制其他功能）。长期记忆是对信息进行长时间甚至是永久性的储存。它包括两部分，其中语义记忆针对常识性的事实，例如"狗"一词的含义；情境记忆则用来保存你刚才所做事情的经验。

◇ 记忆被保存起来了

脑的不同部位对不同的感官体验做出解释。例如，脑的某一部分负责辨认面容，而另一部分则负责辨认物体。脑中处理某个意象的场所很可能也是相关记忆储存的场所。也就是

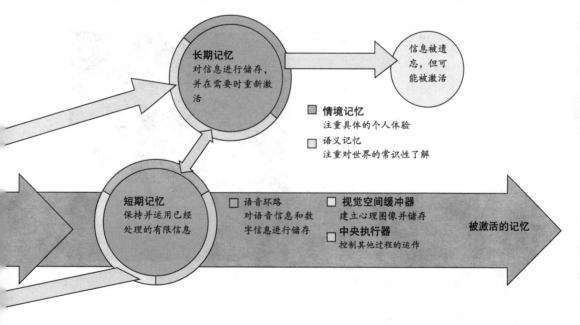

说，脑中并没有专门储存记忆的部位。

当脑储存某些记忆时，负责处理信息的神经元发生相应变化。如果这个事件储存在短期记忆中，神经元所发生的变化是暂时性的生化变化。如果这个事件储存在长期记忆中，那么相关神经元的蛋白质组成会发生较为持久的变化。事件被储存在长期记忆中的这一过程称为巩固过程。事件要通过某种方式被强化，例如重复，或是在其他重要事件之间产生联想，才能储存在长期记忆中。

IQ是天生的吗？

思维意味着运用大脑卓越的思考能力。通过思维，我们可以想象出从未见过的事物，可以在某次行动前进行计划，可以完成复杂的运算，可以理解他人的话语并与之交流，可以推理，还可以创造从图画到太空船等各种各样的事物。

智商是衡量思维能力的一种标准，英文为intelligence quotient，简称IQ。我们的思维能力以及学习和记忆能力，都在一定程度上受到天生智力水平的限制，但是很多人没有别人聪明，只是因为他们没有充分开发自己大脑的潜力，譬如说他们没有得到充分的尝试机会，或是在关键的学前时期没有得到应有的鼓励。

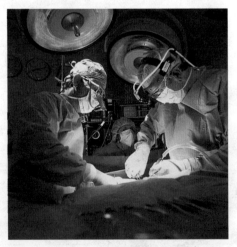

↗ **智力水平**

智力这个术语涵盖了许多方面的能力。例如，手术操作要求医师具备高水准的专业知识和在压力下做出决定的能力，医师之间还需要相互配合。其他工作所要求的具体技能有所不同，不过同样具有难度。

◇ **思维真是千差万别**

思维的方式是多种多样的，我们进行思维的情境也是多种多样的。

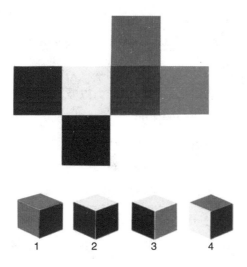

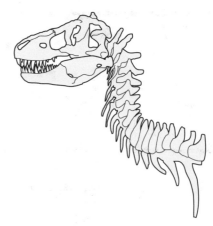

↗ 折纸盒

将左侧这张摊开的纸折叠后会形成哪一个盒子（1，2，3或4）？

↗ 逃避恐龙

下图是两个学生正在博物馆参观大型食肉动物霸王龙的骨骼。一个学生说："这些动物一口就能吞下一个史前人。"另一个学生说："它们确实吞得下，不过它们从没吞下过。"他说的对吗？如果对，为什么？

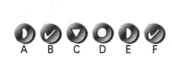

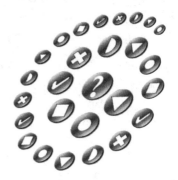

↗ 破解密码

下列某一个盘子适合放入右图中心问号所在位置，它是A，B，C，D，E和F中哪一个盘子？

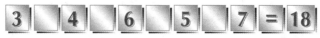

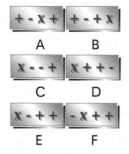

↗ 哪一组运算正确？

将+，−，×符号插入这五个数字间的四个空格处进行运算，可以得到18。A，B，C，D，E，F中哪一组运算符号正确？

问题答案

★哪一组运算正确？　　E

★破解密码　A

★逃避恐龙　对

★折纸盒　2

我们既可以独立思考，也可以参与集体的思考；我们既可以用数字进行思考，也可以用观点、词语或符号进行推理（推理意味着在已知信息的基础上作出进一步的判断）。我们还可以创造一些视觉形象，以供他人思考。每个人的思维速度也不尽相同。人的思维速度受到多方面的影响，包括人本身的思维能力，所思考的问题，当时的情景，甚至情绪。有时，我们需要先理解别人的想法，然后再准确地形成自己的想法。

◇ 你的 IQ 有多高

智力是人们所具有的许多方面能力的综合，它涵盖了思考、推理、理解和记忆等方面的能力以及人们进行这些活动的速度。

智力测验是衡量智力的方法之一，常常称为智商测验。智商测验通常由语言测验和操作测验两部分组成。语言测验考查常识和理解、算术、推理、记忆等方面的能力，以及词汇量。

操作测验考查猜谜、分析抽象图形、补充图形和解码等方面的能力。智商测验的局限性在于它只考查某些方面的能力，忽视了其他方面，而且不考量人们在文化和语言等方面存在的差异。

男生、女生不同吗？

乍一听到这个问题，大家的第一个反应可能是，当然是不同的，这还用问吗？然而你有没有深入追问过，不同的原因在哪里？

男性的大脑是否和女性不同？换言之，男性和女性的思考方法和行为模式真的不同吗？如果存在这样的差别，这些差别是怎样形成的？它们是由先天的遗传基因决定的，还是受到后天教育的影响？如果两性大脑并没

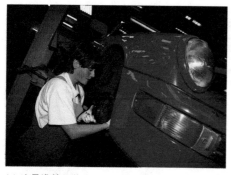

↘ 这是谁的工作?

这位年轻女工正在修理高性能轿车。她的例子可以反驳性别决定工作的观念。

有根本差别,是否因为社会对我们在工作和家庭中的行为有特定的期望才导致了这些区别?

男性的大脑是否和女性不同?换言之,男性和女性的思考方法和行为模式真的不同吗?如果存在这样的差别,这些差别是怎样形成的?它们是由先天的遗传基因决定的,还是受到后天教育的影响?如果两性大脑并没有根本差别,是否因为社会对我们在工作和家庭中的行为有特定的期望才导致了这些区别?

◇ 是事实还是定势?

男性和女性在人类历史上担任着不同的角色。在历史早期,强壮的男性负责狩猎和保卫家园,女性则负责操持家务,照料家庭并采集果实。

如今这种认为男女角色不同的假设依然盛行,我们称之为性别定势。人们通常认为男性强硬,有抱负,倾向于用科学的方法解决问题;而一个典型的女性则是敏感的,易于妥协,她们常常对艺术比对科学更感兴趣。这些公认的差别导致了雇主对待男女雇员的方式有所区别。人们认为男性更具有竞争性,重视事业的程度超过家庭。女性则通常被认为是不太具有竞争性,因此工作效率不是很高,而且她们重视家庭的程度往往超过事业。然而我们会问,这些差别有确凿证据吗?

◇ 都是猜测

科学家认为,很可能父母基因蕴涵的某些能力是只会遗传给儿子或女

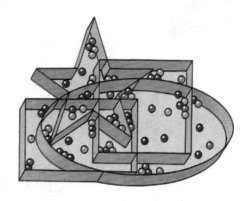

↗ 这里有多少个球?

这个练习测验你观察细节的能力。五角形、正方形、椭圆和正方形中各有多少个球?上图中一共有多少个球?

问题答案

★这里有多少个球？ 五角形：20，正方形：30，椭圆：49，长方形：30，一共有68个球。

★齿轮转动 第1组齿轮中的两个水桶都会下降，第2组齿轮的最后一个齿轮逆时针转动。

儿的。例如，灵敏地抓住球的能力往往遗传给男性后代。雄性激素和雌性

激素可能也在某些方面影响大脑的工作方式和思维方式。还有人提出，男性和女性的大脑组织方式的确有所不同。但是，到目前为止，这些论点都缺乏有力的证据。

另外还有一种可能性，那就是教育过程中的性别定势也导致了两性思维方式的不同。孩子出生之后的衣服颜色和玩具都是成人按照"适合"于他或她的性别标准挑选的。

在孩子成长过程中，社会也期望他或她的行为符合一定的性别模式。个人的行为和思维方式在一定程度上受到这些压力的影响。这些因素对我们每个人的思维和行为产生的作用很可能超过任何生理因素，而且在很大程度上塑造了我们在生活中所承担的角色。

请尝试解答上页与本页的谜题，并观察男性和女性分别擅长解答哪类问题。比较你和其他朋友答题时间的长短。

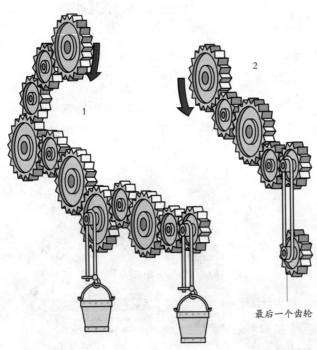

最后一个齿轮

↗ **齿轮转动**

这里有两组齿轮，请按箭头指示方向转动每组的第1个齿轮，判断第1组齿轮上的2个水桶会上升还是下降，以及第2组最后1个齿轮的转动方向是顺时针还是逆时针。这个练习测验你的空间识别能力。

越学越聪明

有时，某些人看起来智慧超群，这是因为他们掌握了有效地学习和记忆的方法，并且愿意努力学习以获得优异成绩。

事实上，这些技巧并不复杂，我们每个人都能够掌握。为什么某些人看起来比别人聪明，总能在考试中获得好成绩呢？部分原因是他们的大脑生来便具有丰富的神经联系，使得他们学习效率高，记忆力强，并且推理和运算能力强。另外一个很重要的原因是他们采用的学习方式行之有效，并且他们对学习感兴趣。

◇ 潜能可以发掘，智商也能提高

我们能够运用一些策略来提高大脑的工作效率，从而达到改善学习和增强记忆的目的，并使我们进一步发掘自身潜力，掌握更多技能。

从某种程度上说，我们也能够提高自身的智力水平。智力包括许多方面的技能，通过接受这些方面的培训和教育，智力就能得到提升。例如，词汇量丰富的人才能有良好的语言表达技能。人们可以通过掌握新词汇（能够在口语和书面语中学习并运用新单词）和扩大阅读量来增加自己的词汇量，提高自我表达能力。

◇ 学习吧

尝试以下的学习方法和方式，你会有所得益的。

重复记忆。重复记忆有助记忆加深，因为你记忆某件事的次数越多，关于这件事的长期记忆就越深刻。

分段学习。许多次短期学习的效果比一次长期学习的效果要更好。当

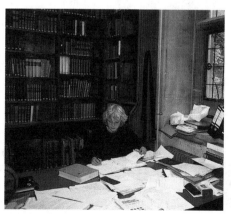

↗ **学习时间**
适当的环境有利于提高学习效率。图书馆拥有丰富的文献资料，为大学生提供了一个安静的学习环境。

· 45 ·

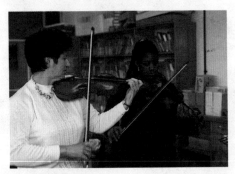

↗ **学习演奏乐器**
学习一种乐器，例如小提琴，是需要花费时间的。这个学生不仅需要在课堂上接受教师一对一的指导，还需要在课下投入大量时间自己练习。

你不能再集中精神时，就休息一下。

展开联想。将你正在努力记忆的新信息和已有知识之间建立联系。

有逻辑性地学习。建立有结构性的系统学习方式，有利于形成有逻辑性的大脑记忆模式。

在纸上书写。把关键事实写下来，或者在纸上进行运算，有利于集中注意力，并且能起到加强记忆的作用。

分解学习内容。通过记录关键词和简练的笔记，将学习内容分解为许多小部分。将来你只需复习关键词，就能回想起其余的内容。

重新组织信息。用你自己的语言记笔记，而不是一字不差地抄写书上和电脑屏幕上的内容。

分析资料。首先浏览目录和标题部分，以便对该书内容有一个概括的了解。其次通览全书，找出关键性的词句和信息。然后对选定章节进行精读，并记下笔记。最后用你自己的语言对全书进行简短概括。

生病或疲倦时停止学习。尝试把学习看做日常生活中的一部分，而不是必须忍受的负担。

阅读其他文献。如果你觉得某本书很难理解，你可以试着阅读其他资料中的相关内容，也许别的作者更擅长于讲解这方面的知识。

有规律地学习。给自己制定一个学习时刻表，并严格遵守。这个时刻表所设定的目标应该是合理可行的。如果你跟不上这个时刻表的进度，就对它进行适当调整。当你完成某项任务后，可以把这一项从时刻表上划去，你可以从中看到自己的进步。

相信自己。无论你学习什么内容，任何有意识的努力都会加强你的学习效果。即使看起来别人学习的内容比你多，也不要担心。只要你有动力地学习，并且全身心地投入，你就会发现自己成绩斐然。

我们在睡觉，脑在做什么

在我们的一生中1/3左右的时间是用来睡眠的，正常的睡眠是人类24小时活动周期中不可缺少的一部分。

睡眠能使身体得到休息，并且使大脑恢复精力。在睡眠中，人体防御系统有效地进行着细胞和组织的修复，并抵抗疾病。此外，在睡眠中，我们的潜意识十分活跃，大脑活动随之发生相应变化。

人类和其他哺乳动物一样，都有两种睡眠。一种是快速眼动睡眠（夜间做梦时眼球快速而细微地移动，又称眼球速动期），双眼在闭合的眼睑后快速运动，在这段时间人们会做梦，大脑活动最为频繁。另一种睡眠中没有快速眼动，人们夜间的睡眠大部分是这一种，其间也规律性地穿插着短期快速眼动睡眠。在睡眠的不同阶段，脑电波的模式不同，人体内生理过程和肌肉活动也发生相应变化。

◇ 你睡得好吗？

目前，我们尚未完全了解睡眠的

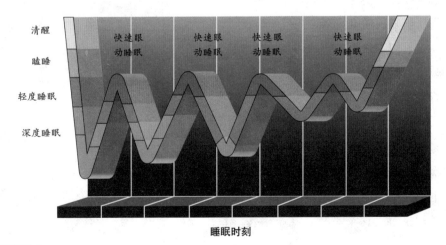

清醒
瞌睡
轻度睡眠
深度睡眠

快速眼动睡眠　　快速眼动睡眠　　快速眼动睡眠　　快速眼动睡眠

睡眠时刻

↗ **睡眠模式**
正常的睡眠模式包括规律性的起伏。睡眠过程中轻度睡眠和深度睡眠多次交替往复。随着睡眠时间的增加，深度睡眠程度减弱。在快速眼动睡眠时，人体的呼吸和心率减弱。在深度睡眠时，肌肉活动最少，心率和血压也降至最低点。

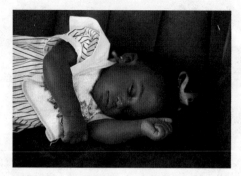

↗ **睡眠时间**
不同年龄的人所需的睡眠时间也不同。人们通常在年少时睡眠时间较长，年长时睡眠时间较短。1岁左右的幼童每天需要13~14个小时的睡眠时间。

原因，不过人们普遍认为，睡眠期间活动较少，人体可以得到休息，恢复精力。婴儿和青少年睡眠时间较长，因为这都是身体发育最快的时期。病人的睡眠时间也比较长，人体的修复系统在此期间与疾病作斗争，从而使身体恢复到健康状态。

人们还认为，快速眼动睡眠在大脑学习过程和记忆模式形成过程中起着一定作用。

我们每天的睡眠时间平均为8小时。不同年龄段的人的睡眠时间显著不同；即使年龄相同的人，睡眠时间也有细微差别。新生儿的睡眠时间通常是每天16个小时，甚至更长。1

岁左右的孩子睡眠时间是13~14个小时。在5岁到15岁，青少年睡眠时间减少为9~10个小时。老年人的睡眠时间通常不超过6个小时。长期缺乏睡眠会使人迟钝，能力降低，还会影响正常情绪和行为。

压力过大、疾病和不规律的生活都会导致失眠症，失眠症患者不能正常入睡。长期失眠对身体健康影响很大。嗜睡症也是睡眠方面的主要问题，这种患者常常会睡眠过度。

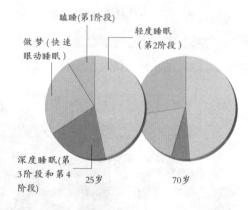

瞌睡(第1阶段)
做梦(快速眼动睡眠)
轻度睡眠（第2阶段）
深度睡眠(第3阶段和第4阶段)
25岁
70岁

↗ **年龄对睡眠的影响**
这两幅图显示了人在25岁和70岁时睡眠模式的区别。人在70岁时的深度睡眠时间（第3阶段和第4阶段）约是25岁时的1/4，而瞌睡或清醒时间（第1阶段）约是25岁时的4倍。老年人做梦的时间也比较短。二者轻度睡眠时间（第2阶段）差别不大。

人体 "照相机"

在人体的所有感觉器官里，最完善最精巧的就是眼睛了。人所接受的外界信息的85%以上都是通过眼睛来取得的。眼睛的构造异常复杂，有人将眼睛比成最精密的照相机。

眼睛的结构像一部照相机，眼睛前方的虹膜起着照相机里光圈的作用，调节着进入眼的光线的多少。眼睛里的晶状体可以调节物像，使物像聚焦。视网膜就像照相机里的底片，起着捕捉物像的作用。底片只能使用一次，视网膜却可以使用无数次。眼睛里的物像必须经过一定处理后才能形成视觉，这一点也和照相机相似。

◇ 8 000 米以外的光

人的双眼是视觉器官，对光线最为敏感。每只眼的直径约为2.5厘米。眼睛位于眼眶内，眼眶由骨头组成，是颅骨的一部分。眼睛中分布着丰富的血管和神经。在不同肌肉群的作用下，眼球在眼眶内转动。虹膜的大小和晶状体的形状在肌肉的作用下也会发生改变。

眼球的外壁有3层组织。最外层的巩膜是一层纤维组织。眼睛正前方的一层透明组织叫做角膜。中层包括虹膜、睫状肌和脉络膜。虹膜上分布着色素，决定了眼珠的颜色。虹膜包围着瞳孔，起着光圈的作用，光线由此进入眼球。虹膜内的平滑肌控制着瞳孔的大小，从而调节进入眼的光线的多少。睫状肌的活动可以改变晶状体的形状，使物像聚焦并落在视网膜上。脉络膜中血管丰富，可以为眼球其他部位提供营养。

眼球的最内层叫做视网膜。视网

↘ 瞳孔的大小

瞳孔会根据进入眼睛的光线自动调节大小。对着镜子，用手捂着眼睛几秒钟，然后把手拿开，你将会看到，在光线突然加强的情况下，瞳孔迅速变小。

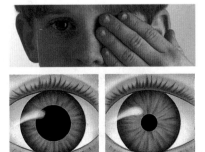

★每只眼中都分布着约1.25亿个柱状细胞和约700万个锥状细胞。

★人眼可以分辨1 000多万种不同的颜色。

★眼泪有杀菌作用，可以保护眼睛不受感染。

膜上分布着感光细胞，通过视神经和大脑相连。

视网膜上存在两种不同的感光细胞，一种叫柱状细胞，这种细胞细而薄，能够感受暗光的刺激，在夜间起着极为重要的作用。另一种锥状细胞对强光敏感，一端较细，另一端较粗。柱状细胞遍布视网膜；锥状细胞只分布在视网膜内的黄斑上。由于感光细胞的作用，我们能够识别颜色，并且清晰地看到物体。柱状细胞对光线极为敏感，一旦眼睛适应了黑暗，

就可以看到8 000米之外的烛光。

◇ 眉毛、睫毛、眼泪有什么用？

眼周围的眼眶是颅骨的一部分，对眼睛起保护作用。此外，眉毛、睫毛和眼睑可以减少外力对眼球的冲击，将灰尘和其他有害异物屏蔽在眼睛之外。泪腺所分泌的泪液可以清洗角膜和结膜（眼睑内部），帮助杀灭细菌。

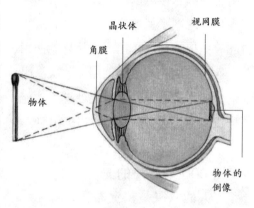

晶状体　　　视网膜

角膜

物体

物体的
倒像

眼睛怎么看得见

人们一般认为是用眼睛看东西，实际上眼睛只是成像的器官。那么，我们到底是用什么在"看"呢？答案是大脑。

当我们观看物体时，物体反射的光线通过眼球到达后方的视网膜，刺激视网膜上的数百万个感光细胞，从而形成物像。感光细胞的作用就像电

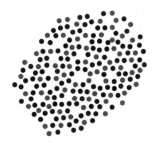

↗ 颜色的差异

当你在正常距离观看此图时，你可以清晰分辨出红点、蓝点和黑点。现在将书拿远一些，你会发现红点依然醒目，但是蓝点和黑点不太容易区分。因为视网膜上对蓝光敏感的锥状细胞分布较少，所以人眼不易分辨出远处的蓝色。

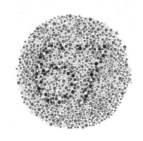

↗ 色盲

你能从上图的圆点中看出数字 67 吗？如果你看不出来，那么你很可能是红绿色盲。色盲十分常见，约 4% 的人群患有色盲。因为常人有三组锥状细胞，而色盲患者只有两组，所以他们不能分辨某些颜色。

路开关，遇到光线就开始工作。感光细胞将物体的形状、颜色等信息迅速传递到脑部，脑部对该信息进行解析之后，形成视觉。

◇ 眼睛不能一次看个够

物体反射的光线首先到达眼睛，这是视觉的第 1 阶段，然后光线经过瞳孔，瞳孔对进入眼睛的光线进行调节。光线通过晶状体时发生折射（弯曲），我们所观看的物体聚焦落在视网膜上。晶状体有一定弹性，它的凸度会因睫状肌的收缩和放松发生改变，这样近处和远处物体的物像都能聚焦在视网膜上，这个过程称为视觉调节。晶状体一次只能聚焦一个物体，所以当我们从不同距离观察同一物体时，晶状体的凸度会发生细微变化，以便使物体在视网膜上聚焦成像。当我们观察桌子上距离不同的物体时，这种效果尤为明显，虽然我们能看得到所有物体，但是只有我们直接观看的那个物体是显眼的。

◇ 光束到达视网膜

光波穿越晶状体后，作用于视网

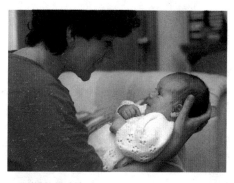

↗ 双眼单视功能

左右眼的视野有轻微差别，两者在中间位置交叉，所以两眼能够同时集中看一个目标，这就是双眼单视功能。因为眼睛具有这种功能，所以这位母亲和婴儿才能估测出两人之间的距离。

膜上感光的柱状细胞和锥状细胞。光波中的能量能激活感光细胞，柱状细胞对光亮、黑暗和运动有反应，锥状细胞能够精确地辨别颜色。视网膜的不同部位对光的敏感程度不同，其中位于黄斑中心的黄点上的锥状细胞分布最为密集，所以这个位置聚焦成像的效果最明显。视网膜周边的部位则为我们提供周边视觉。

柱状细胞和锥状细胞被激活之后，产生电信号并通过神经元传导。视网膜上的神经细胞在盲点会合形成纤维束，称为视神经，视神经和脑部相连。视神经到达脑部后，在视束交叉（见右图）处分开。

◇ 视觉皮层形成视觉

神经冲动到达脑部后，传入视觉

↘ 视束交叉

双眼的视神经汇集之处称为视束交叉。所有视神经在这里一分为二，左眼视神经的内半侧进入大脑右半球；右眼视神经的内半侧进入大脑左半球。双眼左侧视野的信息都进入左半球，双眼右侧视野的信息都进入右半球，这种构造有利于形成清晰的三维图像。

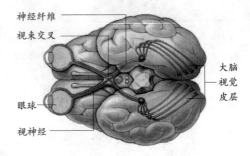

神经纤维
视束交叉
眼球
视神经
大脑视觉皮层

皮层。视觉皮层将神经冲动转变为心理图像，形成视觉。视觉皮层的各个部分对脑部接收到的心肌进行解析，其中有些部分负责分析形状和亮度，有些部分和图案辨认有关。

看错啦

人们一般认为是用眼睛看东西，实际上眼睛只是成像的器官。那么，我们到底是用什么在"看"呢？答案是大脑。

有时我们以为看到了某个物体，其实它并不在那里。还有些令人费解的信息还会使大脑迷惑。此外，当大脑没有收到关于某个物体或某个图片的足够信息时，也会做出错误的判断。这些情形统称为视错觉。

有些图片会导致视错觉，这种图片很有趣，也很有挑战性。视错觉的产生和大脑处理视觉信息的方式有关，它是有规律可循的。这些图片种类多样，以下列出的5张图片分别以不同的方式为大脑设置了视力陷阱。有趣的是，每个人受视错觉影响的程度不同。

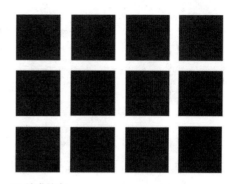

↗ **神奇的点**

观察上面这些蓝色正方形，你会看到角落里闪动着灰色的小正方形，这种情形在你视野边缘尤为突出。这种灰色小正方形是大脑将光和视网膜上的黑色影像混合的结果。

◇ **视觉怎么骗了人**

大脑在过去判断的经验中形成定势。例如，我们能从简单的几笔中看出人形，因为大脑中储存有丰富的相关线索会自动填充空白。但是，有时

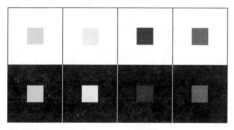

↗ **颜色的作用**

4种颜色不同的正方形分别分布在黑色背景和白色背景中。比较颜色相同的2个正方形，它们的亮度有差别吗？事实上，这2个正方形的亮度是一样的，但是你的大脑受到背景色以及正方形本身颜色的影响，会觉得黑色背景中的那一个正方形亮度高。

大脑会对视觉信息做出错误的解释。在有些情况下，大脑没有接收到足够的信息，或者受到了其他信息的迷惑和误导，就会产生视错觉。

有些视错觉的产生是由于大脑没有将图像和背景分离开来。另外一些视错觉的产生是因为大脑将若干图像混合在一起，形成了某个不存在的物体的图像。还有一种情况是图片的某一部分对大脑影响很深，以至于大脑对该图片的其他部分做出了错误的判断或解释。

耳朵怎么听得见

耳朵是人体重要的感觉器官之一，它和其他感觉器官一同为大脑提供我们周边环境的信息。

耳朵是听觉器官，空气振动形成声波，然后声波对耳朵中的接收器产生刺激。接收器将神经冲动传递到大脑，形成听觉。耳朵的其他部位起着维持人体平衡的作用。

我们的听力在10岁左右达到最高点，随后开始逐渐减弱。声音到达双耳的时间不同，这个细微的时间差可以使我们准确地判断声音的来源。耳朵在人际交流过程中的作用尤为重要，因为我们必须通过耳朵才能听到他人的言语。

↘ 耳的构造

人耳分为3部分：外耳、中耳和内耳。鼓膜在两端气压相同情况下才能自由振动。空气通过和咽喉相连的咽鼓管到达鼓膜内侧，当咽喉因感冒等原因充血时，人的听力也会随之减弱。

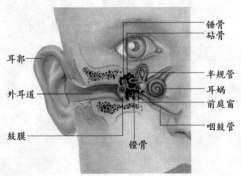

锤骨
砧骨
半规管
耳蜗
前庭窗
咽鼓管
耳郭
外耳道
鼓膜
镫骨

◇ 听觉功能

耳郭位于耳朵的外围，负责收集声波，声波经由外耳道传入中耳。鼓膜位于外耳道的最内端，是一层组织壁。声波传到鼓膜后，鼓膜开始振动，并将振动传递到中耳。中耳内有3块小听骨，分别叫做锤骨、砧骨和镫骨，它们可将以振动扩大约20倍。锤骨的一段和鼓膜相连，另一端和砧骨相连。

砧骨末段和镫骨相连，镫骨末段是一层叫做前庭窗的薄膜。

鼓膜的振动引起中耳小听骨的振动，从而将声波传入内耳。耳蜗位于内耳中，充满着淋巴液。耳蜗上分布着对声波敏感的毛细胞，毛细胞在受到刺激时会将声波转变为神经冲动，听神经将神经冲动传导到大脑，产生听觉。

人耳能听到的声波范围极广，从

↘ 钢琴调音

这位调音师运用他的双耳认真倾听每个琴键发出音高的细微差别，他正在用一种特制的工具给钢琴调音。

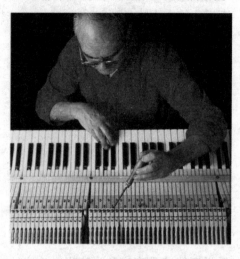

每秒振动20次到每秒振动2万次。相比较而言，狗的听力范围更为广泛，它们能够听到的声波范围是每秒振动15次~5万次。

◇ 耳朵也能维持人体平衡

内耳中还有一种器官，叫做半规管。半规管有3根，它们互相垂直。人体和头部的转动会引起半规管内淋巴液的振动，形成神经冲动。神经冲动传递到大脑后，大脑做出反应，通过四肢运动来维持平衡。

嗅觉、味觉、触觉面面观

嗅觉、味觉和触觉器官的功能类似于人的眼和耳，它们也是将收集到的周边环境信息传送到大脑，以便大脑做出判断并运用这些信息。此外，触觉还会向人们提示人体内部的状况。

人体在受到外界物理刺激时会产生视觉、听觉和触觉，在受到化学刺激的情况下才会产生嗅觉和味觉。目前人们对嗅觉和味觉的功能机制的了解并不透彻。

◇ 嗅觉

人类的嗅觉比味觉更敏锐。人类不仅能够分辨上万种不同的气味，还能发觉危险性的气味，从而避开险境，而且嗅觉还在吸引异性方面起着一定作用。人们还通过嗅觉这种能力享受着日常生活中各种令人愉悦的气味。人们的鼻腔顶端分布着对气味敏感的组织，当气体分子接触该组织时，会对此处的数百万个嗅神经末梢产生刺激，随后嗅神经将刺激传送到脑部底端。脑部在接收到该信息后分辨气味，引起嗅觉。

◇ 味觉

人们通常所说的味道其实是味觉和嗅觉的混合。人们能分辨的基本味道有4种：酸、甜、苦、咸，这4种基本的味道又能混合出多种味道。味蕾是感受味觉的具体细胞，和味蕾相连的神经负责将信号传送到大脑，产生味觉。舌是主要的味觉器官，舌的不同部位可以感受不同的味道。人体的

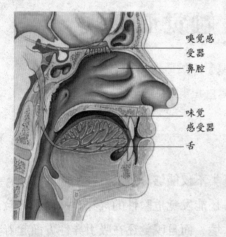

嗅觉感受器
鼻腔

味觉感受器

舌

↗ **人的嗅觉**

嗅觉和味觉是相互独立的，不过两者都是在人体受到化学刺激时产生的。鼻腔中的感受器探测到空气中有气味的分子之后，和感受器相连的神经末梢负责将信息传递到大脑。

近万个味蕾分布在舌、上颚、咽和喉等部位，食物必须首先溶解在唾液里而后才能产生味觉。

味觉对人类的生存具有重要的意义，当食物中含有腐坏物质（酸味）或有毒物质（苦味）时，即使浓度很低，人们也能够发觉。

◇ 触觉

触觉也是大脑接收周围环境信息的一种途径。人们常常把触觉和令人愉悦的感觉联系在一起。除此之外，触觉还能感受疼痛和冷热程度，这种能力对人类的生存十分重要。皮肤和深层组织中分布着触觉感受器，皮肤接触到的物体会对感受器产生刺激，将信息传送到脊髓。各个触觉感受器外围的保护组织不尽相同，它们在皮下分布的深度也有差别，这两个因素决定了某个神经末梢是否会被轻度抚摸、压力、疼痛、震动和冷热等接触激活。触觉消失很快，所以我们常常感觉不到所穿衣物的重量。大脑还通过触觉了解人体内部环境的状况，例如，人体会通过胃痛告诉大脑消化系统出了问题。

揭开性格的密码

JIEKAI XINGGE DE MIMA

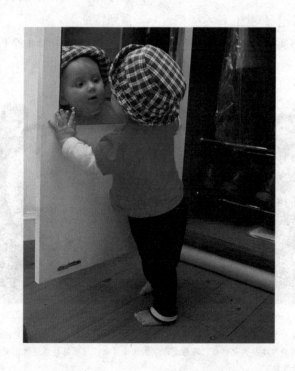

一半遗传，一半后天

　　每个人都有自己独特的人格，这种差异表现在思维方式、感情方式和行为方式等方面。人格是怎样形成的呢？数百年来，哲学家和科学家都在不停地探讨这个问题。大多数心理学家一致认为，我们从双亲那里遗传到了部分性格，而我们所生活的世界（环境）对行为也有很大影响。

　　我们将在本章详细了解人格的涵义，研究人们在不同环境下的思维和行为方式，以及该种思维或行为形成的原因。

◇ 爸爸妈妈给了我们什么

　　每个人都通过父母的基因遗传到许多特征，这些特征涵盖了本能、气质和个性等方面，存在着个体差异。本能使我们在采取某些行动之前先进行计划；气质决定了我们的感觉和情绪方式；个性则是指每个人特有的一系列特征。

　　心理遗传学中个性的深层部分，

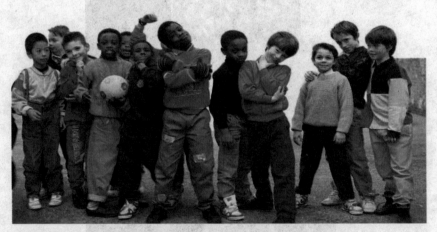

↗ "以貌取人"
通常我们在深入了解某人之前，已经通过观察他的面容和行为形成了对他人格的看法，即使他和我们分属不同的种族和文化群体。观察上图中的这些男孩，你会怎样描述他们呢？好动、活泼、调皮还是趾高气扬？

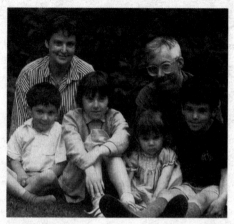

↗ 家族相似性

这个家庭孩子们的外貌特征都源自父母的遗传。甚至有许多科学家认为，人格也是由遗传因素决定的。

即：活泼、开朗、冷静、急躁等几方面受遗传影响很多，现在几乎已经成为定论。本章还介绍了心理学家研究个性的科学方法，以及人们的共性和个性。

◇ 我们被什么影响了

我们每天都要吸收大量关于自己和他人的信息。事实上，每个人都在进行着个性和行为方式的研究，虽然我们没有意识到这一点。这一章的内容会告诉我们如何组织并运用我们的经验来和不同的人顺利交流。此外，我们常常将某些人归为一类，这种思维方式叫做心理定势，心理定势也是本章所关注的内容之一。

每个人都是一个独立的个体，但是个体在社会环境影响下，也会对个体的行为产生影响。个体会从中认识和掌握社会事物、社会标准。通过这个过程，个体得以独立地参加社会生活。

◇ 赶走坏情绪

虽然我们的遗传基因在一定程度上决定了我们对外界变化的反应方式，但是我们所生活的环境和个人经历才是塑造行为的最重要因素。

我们都会经历某些情感，悲伤即是一例，但是每个人面对不同的情感的表现方式也有不同。我们的感情和处理感情的方式受到个人气质以及早期人际关系的影响。我们的思维对情感是有影响力的，认识到这一点，我们就能调控自己的不良情绪。通过加深对人格和行为的了解，我们可以最大限度地发掘自身和他人的潜力。在阅读本章之后，你将会了解到更多达成目标的方法。

本能，不学就会

人们常说他们对某件事有本能的反应，也就是说，虽然他们之前没有过类似的经历，但他们知道应该做什么。但是，对于本能在人们的行为方式中占多大比例，专家们尚未达成一致观点。

本能是一种行为模式，出于本能，人们会以某种特定方式做某件事情。本能是与生俱来的，它常常被描述成一种不受人们控制的无意识的力量。当本能被激发时，人们会遵循一种特定的行为模式。有人认为，本能通过基因遗传，目的是增大存活概率。

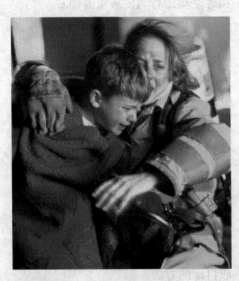

↗ 关心他人

当看到别人哭泣时，我们常常会安慰他们。因为人们具有这种关心他人的愿望，所以当家庭中的成员哭泣时，他们会得到照顾，从而消除不良情绪。此外，人们还会对自己家庭之外的陌生人表现出关心。

◇ 本能？非本能？

人类的基本本能包括饥饿、渴和性。如果没有这些本能，人类显然无法存活和延续。

对于本能在多大程度上塑造人们的行为方式，以及后天学习有多大作用，专家们的看法并不一致。例如，有的心理学家认为，攻击是一种持续的本能。他们将攻击比作一桶水，这桶水不停地自动填满，如果得不到疏导，桶里的水就会溢出来，也就是导致攻击行为。

其他心理学家则认为攻击并非一种本能，而是人们生活环境的产物。根据这种观点，城市中心区的暴力事件是由过度拥挤和激烈的竞争导致的。

将你今天做的事情列成清单，总

结一下有多少行为是本能行为，又有多少行为是后天学习的结果。

◇ 基因决定，还是环境决定？

我们的某些本能对于生存的意义似乎比其他本能更重要。我们关心自己以及那些和我们密切相关的人们的生存状况，这很可能是一种本能。那些和我们共有部分基因的人，例如儿女，对我们来说是最重要的。这就解释了为什么一个饥饿的母亲会把食物留给她的孩子，因为这样能确保她的基因流传给后代。

一方面，有些母亲遗弃或虐待自己的孩子；另一方面，我们又常常

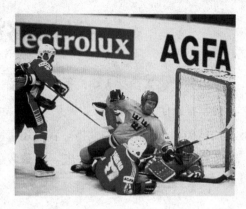

↗ **攻击本能的宣泄**

许多心理学家认为攻击是一种本能，它在男性身上表现得更明显。如果这种本能不能得到正常宣泄，它就会积累，最终导致更加激烈的攻击行为。体育比赛是一种安全的宣泄攻击本能的途径。

听到人们为了陌生人而拿自己生命冒险的无私行为，我们很难将这种无私的行为解释为本能反应。有一种解释是我们的本能没有想象的那么强烈，我们的经验（即后天的学习）和环境（居住地等）很可能在塑造行为方式的过程中起着同样重要的作用。

专家们一致认为，虽然我们遗传了父母某些特定的行为方式，但是我们可以控制并调整这些行为模式。环境对行为方式的影响可能和本能同样重要。

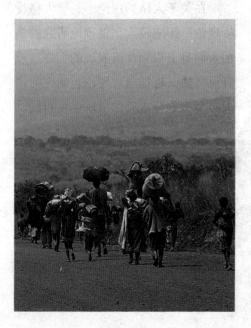

← **生存本能**

这些家庭通过逃离危险区增加了存活的概率。因为子女携带着父母的基因，所以父母有保护子女的本能，通过保护子女的生命安全，父母可以将自己的基因继续留传给后代。

不好划分的人格

我们经常用"人格"这个词来描述我们所了解的某个人的性格。我们经常推断他人的行为，如果某人的实际行为不符合我们的期望，我们会说他的行为源于他的某种性格。我们还常常将某些特征归为一类，例如，我们会将安静和羞涩联系在一起。但是我们常说的人格类型划分确实准确吗？

当我们描述别人的温和、好斗等种种性格时，常常会用到"人格"这个词。过去有种观点认为我们可以从别人的整体外貌，例如面部特征和体格判断他们的性格。虽然这种判断并非准确可靠，但仍然有一部分人将外貌视为判断他人的基础。

◇ 人格特质理论

为了解释人们之间的共同点和不同之处，科学家提出了各种各样的人格理论，其中有两点是公认的：每个人都有自己独特的人格，这一人格涵盖了各种各样的特征；而且人格具有长期稳定性。

在关于人格的理论中，"人格特质理论"影响较大，该理论研究的是在人们身上得到普遍表现的特征，或者说特质。根据这种理论，确定的以人格类型划分人群的做法是可行的。

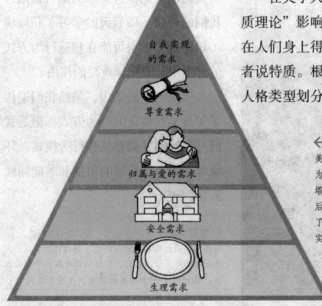

← 斯洛金字塔

美国心理学家马斯洛提出，人的行为受到基本需求的驱动。只有金字塔中低层次的需求基本得到满足之后，才会出现高层次的需求，满足了金字塔最高层次需求的人才能说实现了自我价值（自我实现）。

自我实现的需求

尊重需求

归属与爱的需求

安全需求

生理需求

20世纪初创立的人格理论影响深远。弗洛伊德认为人格分为3个阶段：本我、自我和超我。

人们最早发展的是本我，本我以自己为中心，是我们性格中的一部分。本我受饥饿等无意识的本能驱动，要求立刻得到满足。例如，婴儿饥饿时会哭泣，直到他得到食物为止。

自我在儿童期开始发展，这部分人格试图以社会能够接受的方式来满足本我的需求。例如，在我们饥饿但不能马上得到食物的情况下，我们学会了等待。

人格中最后发展的是超我，我们从父母和他人身上学到的是非道德观念组成的超我，超我要求我们的行为趋于完善。

事实上，本我和超我都会向我们提出不可能实现的要求，现实的自我能够对这两种要求起到平衡的作用。如今仍然有一部分人接受这种理论，不过这种理论并不算十分科学，而且不能得到验证。

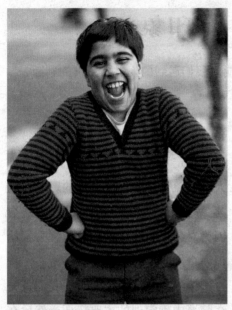

↗ 他是哪种类型的人？

你会如何描述这个男孩的性格？我们常常根据人们的外表推测他们的人格类型，然后根据人格类型猜测他们可能做出的行为。

通过研究具有相似人格的人群，我们可以了解不同特征对行为的影响。我们还能够通过这种方法想象出那些我们不了解的人在某种情况下会采取哪种行为。

◇ 弗洛伊德的理论

奥地利精神病医生弗洛伊德在

好印象，坏印象

我们一生中会遇到许多人，所以能对我们遇到的人做出正确的判断是一种很重要的能力。

当我们第一次见到某个人时，我们往往会通过搜寻他的明显人格特征来判定他是什么样的人。我们首先关注的是他的主要特征，又称中心特征，这些特征被用来概括描述某个人。例如，我们会说某个人很友好，而另外一个人不友好。

◇ 不靠谱的第一印象

有时我们在和某个人简短会面之后就决定不想再见到此人。我们对别人的印象会受到很多因素的影响，而第一印象往往并不准确，我们可能会因为对某个人的错误印象而失去了认识一个好朋友的机会。

第一次见到一个人时，我们首先在脑海中确定他的主要特征，然后在此基础上，根据以往经验添加其他可能的特征。大脑往往会将某些信息归为一类，称为图示。例如，当你听别

↓ 第一印象
在见到某个人的几秒钟之后，我们已经从他的衣饰、外貌、声音和礼仪等方面对这个人的性格做出了判断，这种判断会影响我们对他以后行为的推测。

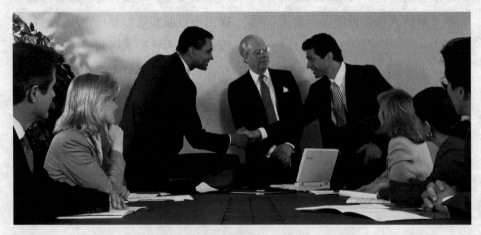

人说某个人很羞涩时，你大脑中关于羞涩的图示就会启动，你很可能会联想到安静、不善交际、孤僻等其他特征。当我们对某人的了解加深之后，我们会修正脑海中那种粗略的图示。

在评定某人的大体人格时，图示有时是不准确的。当我们判断一个人的中心特征时，往往会发生成见效应。当某些人具备一些正面特征时，我们倾向于认为他们也会具备其他正面特征，反之亦然。例如，如果我们觉得某个人是个招人喜欢的好人，我们可能会认为他的一切行为都应当如此。同理，如果我们对某个人的印象不好，我们很可能会不喜欢他的所有

> ★信息呈现的先后顺序会影响最终印象的形成，最先呈现的信息对印象形成影响最大，这种现象称为首因效应。
> ★如果别人对我们有好印象，我们也很容易对他们产生好印象。
> ★随着相处时间的增长，我们对别人的印象会越来越好。

行为。但是当我们更加深入地了解了一个人之后，我们会根据所获得的重要的新信息修正第一印象，改变对他的看法。

◇ 印象是一件复杂的事

某些特征在印象的形成过程中十分重要，部分原因是我们受到心理定势的影响。我们常常预先设定某个群体会做出某种行为，这种观念就是定势。例如，人们普遍认为男孩比女孩更擅长做游戏，这就是一种定势。

此外，非常显著的特征也会在很大程度上影响我们对一个人的印象。例如，当我们看到一个人眼睛发青时，我们会认为他刚和别人搏斗过。无论这种看法是否符合事实，它都会影响我们对这个人的整体印象。

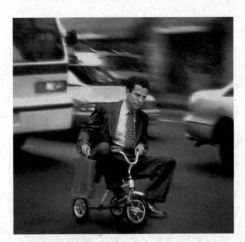

↗ **理解我们所看到的事物**

当遇到某些不常见的场面时，例如上图，我们的理解判断常常会脱离现实。我们可能会认为图中人是在哗众取宠，而事实上，他很可能只是丢失了车钥匙。

他人所身处的环境也会影响我们的看法。如果一群无趣的人中有一个人有点风趣，我们就会对此人印象极佳。

作为观察者，你自己的许多状况也会影响你对别人的印象。当你觉得某个人在某些方面跟你相像时，你可能会认为他在别的方面也和你相似，而且他的整体思维方式和行为方式也应该和你没有很大区别。在这个过程中，对我们自己的行为也会产生一定影响。如果我们对某个人有好印象，我们就可能对他很友好，此人也很可能会以同样友好的行为回馈，所以我们都会给彼此留下友好的好印象。

别人眼中的我们

我们在不同的场合会呈现出不同的"面孔"，虽然我们有时并没有意识到这一点。然而，即使是在我们刻意努力给别人留下某种印象的时候，我们还是不知道别人究竟是怎样看待我们的。虽然别人不能彻底了解我们的思想，不过有些人很擅长发现我们无意中流露出的信息。

在人际交往中，人们不只观察到我们的相貌，还会关注我们的礼仪、言语和不断变化的表情。当我们紧张或者担忧时可能会不自觉地拨弄头发，别人也会注意到我们这种下意识的表现。

◇ 你想表现的和别人看见的

我们通常都很在意别人对自己的看法，所以我们总是试图给别人留下一个好印象。自我表现类似于舞台上的表演，我们展现出某种面孔，不断调整自己的服饰、说话方式和用词。以使别人对我们形成某种特定的印象。有时这种表现是刻意的，大多数情况下我们并没有意识到我们在通过调整自我表现来适应某种情境。

我们身处的具体环境也会影响我们的自我意识。例如当我们身处陌生场合时，我们会觉得不自在，所以会更加在意自己的行为和别人的反应，而当我们和家人或朋友在一起时，就

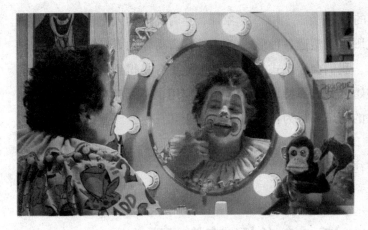

小丑的妆容看上去永远是一张笑脸或哭脸，这张脸可以隐藏真实的情绪。我们在公共场合也会以同样的方式戴上一副"面具"。有时，我们也通过化妆强化某些特征。在另外一些场合中，我们只需将真实的情绪掩藏在一张笑脸之后。

会放松很多。

有些人非常在意自我形象，他们能够比较准确地判断别人对自己的印象，并能根据别人的反应调整自己的表现方式。

成功塑造预期形象的能力称为形象管理。你必须清楚各种社交场合的行为举止，并且具备观察自身的能力，这样才能成功塑造你预期的某种形象。

即使你精通形象管理的技巧，你仍然会在无意识中透露某些信息。别人虽然不能准确地了解你脑海中的想法，但是他们会下意识地从你的声音和体态语中筛选一些信号和线索，进一步构筑对你的整体印象。

◇ **是谁出卖了你**

当我们努力展现某种形象时，那些潜意识中的言语信号和非言语信号很可能会泄露我们的真实感受。非言语信号的作用很重要，我们谈话时的表情往往比话语更有影响力。

你的某些行为会透露你的情绪。如前文所述，不住地用手摆弄某个东西的行为暗示了你的焦虑。在我们不认识某个人的情况下，我们也能下意识地通过他的声音判断他的情绪。

我们常会认为别人对我们有某种看法，并以此树立自我形象（也就是我们对自己的评价），但是我们自己的假设不一定符合别人心目中对我们的印象。

◇ **藏在衣服里的秘密**

在我们开口之前，我们的着装已经先一步透露了我们的个性和生活方式。我们常常是根据一个人的着装判断他的职业和地位的。

我们也会通过服装来塑造各种形象。例如在面试时，我们会穿正式的服装。我们也会在婚礼上选择特别的服装，以便使自己的情绪和行为符合这一场合的要求。

一个人的服装往往是社会地位的象征，穿着高尚的人比较容易产生影响力。穿着得体的人，譬如身穿整洁西装的人更容易得到陌生人的帮助。颜色的作用也不可忽视，我们常常将成功人士和灰色、深蓝色以及棕色联系在一起，而不是鲜艳的红色、黄色或绿色。

活在"规范"里

你对各种情境的反应取决于若干因素，包括你当时的情绪、你的类似经验和社会期望的行为等等。

当我们遇到一种新情况或一个陌生人时，我们会运用在过去经验中积累的价值观或信念来做出适当的反应。例如，我们对善恶的判断即属于价值观的一部分。这种价值观又称为自我建设。

◇ "自我建设"做标准

当我们遇到说话直率的人时，我们可能会觉得他们很粗鲁，让人心烦，也可能觉得他们很坦率，值得信任。我们不仅运用自我建设来判断他人，这种建设还会直接影响我们的行为以及我们和他们的交流方式。如果

我们对他们是第一种印象，可能就会在第一次见面之后回避他们。反之，

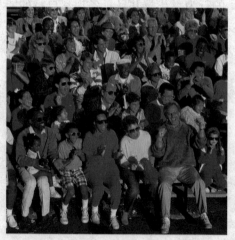

↗ 网球迷

在网球赛这样的体育赛事中，观众常常衣着随便，任意地欢呼喝彩，有时裁判都需要提醒观众保持安静。

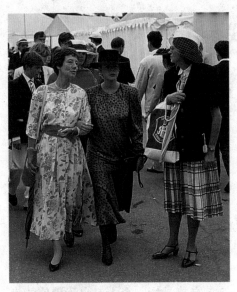

↗ **正式场合**

正式的社交场合要求人们举止庄重自制，人们对这种情境的反应和前页右下图中的球迷有显著不同。

如果我们对他们是第二种印象，我们可能会在遇到麻烦时征求他们的看法。在这两种情况下，他们的行为是没有变化的，如果我们的自我建设不同，就会对他们形成不同的印象。

◇ 扮演好你的"角色"

通过社会化过程或者和他人融合，我们很早就学到了各种规范，这些规范对我们在各种情境中的行为起指导作用。有些规范是家庭制定的，例如在室内穿拖鞋。另外一些则是社

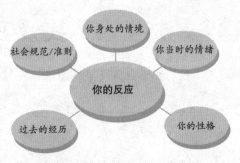

↗ **影响你反应的因素**

你对各种情景的理解和反应受到个人因素和社会因素的共同影响。

会规范，又称社会准则或文化准则，例如遵守法律。我们期望在各种情境中他人的行为都符合社会规范，同样别人也期望我们做到这一点。

当我们第一次尝试某件事时，例如上学，我们感到手足无措。我们逐渐适应了这个新情境，最终可以自如地扮演这个新角色，这个过程称为角色内化。通过不断学习新角色，我们可以对多数情境做出自动反应。回想一下你每天要扮演多少角色：父母的子女，别人的朋友，公车乘客以及学生等等。你需要扮演好每一个角色，做出各种适当的行为，符合各种特定的情境。如果我们没有扮演好自己的角色，破坏了社会规范，就常常会遭到社会谴责。

我爱我自己

我们都对自身有某些看法，并且对自身寄予某些希望。这就是自我意识和自尊。

自我意识是自我认识的核心，集中反映了个体自我意识的发展水平，也是自我体验和自我控制的前提。自尊是通过社会比较形成的。我们每个人都有了解自己的需要，都需要知道自己在团体和社会中所处的位置。我们需要别人肯定我们自己的价值，这样我们才会相信自己具备成功的能力，并且相信我们所做的事情是有价值的。

◇ 我是谁

自我意识很可能是我们祖先的一种生存手段。首先，自我意识强烈的人最善于躲避野生动物和其他敌人。其次，富有魅力或有能力的人往往是社会的宠儿，所以能为自己创造这种形象的人具有一定的优势。

婴儿能够辨认出有些东西是永远属于自己的，例如手和脚，而其他东西并非是自己的一部分，它们只能停留一段时间，这就是自我意识形成的开端。婴儿长成儿童之后，开始理解自身，了解自己具备的能力，开始形成自我形象。

◇ 刚刚好的期望

自尊是指一个人对自我价值的肯定，自尊源于自己取得的成就和他人

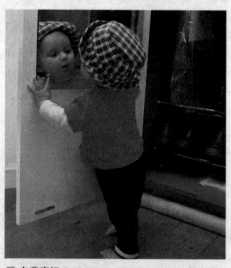

↗ **自我意识**

婴儿在出生6个月后开始形成自我意识，在18个月时能够辨认自己的面孔，当别人提到他（她）的名字时，婴儿会指向自己的照片。婴儿很快就学会运用代词"我"和"你"，表明他（她）已经意识到自己和他人的区别。

的肯定。我们需要从小就感觉到自己是特别的，才能培养自尊心。例如儿童需要得到父母的肯定和赞扬，才会感到自身的价值，并且具备发展自身潜力的信心。

如果父母能够鼓励我们尝试新事物，赞扬我们所取得的成绩，都将会有利于我们培养自尊心。但是有时父

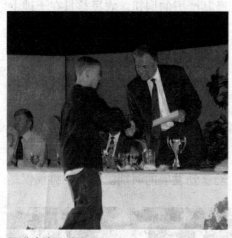

↗ 公众认可
如果我们的成就得到他人的认可，我们会愈加肯定自我价值，并且坚持不懈地努力。我们会看重给自己带来荣誉的技能或成就。虽然我们不能擅长所有事情，但我们每个人都有自己的强项。

母的期望值过高，他们的孩子会感到只有自己取得一定成绩时才能得到父母的肯定，那么在大多数情况下他都觉得自己是个失败者。这样的孩子会认为自己是没有价值的，很难培养自信心。

我们每个人心中都有一个自我形象，此外，我们心目中还有一个"理想的自己"。如果一个人的自我形象和理想形象相差甚远，这个人的自尊心通常比较低，他为自己设立的目标往往不切实际。此外，大多数人的自我形象也是不准确的。例如，某个人在别人心目中的形象可能是成功而且有魅力，但是，如果他认为永远考第一名才是成功，赢得每个人的喜欢才是有魅力，那么他的过高期望也会降低自尊。

如果你的自我形象和理想形象十分接近，你就会感到快乐，并且富有成就感。

人在社会中会做什么

> 一方面，人类喜欢群居生活，和他人分享各种爱好；另一方面，每个人都不同于他人，并且能够表达这些不同，正是这一点使人类区别于地球上的其他动物。

每个人都有快乐、恐惧等情感。人类通过文学、艺术甚至战争表达个人情感。但是，无论是远古社会还是现代社会，社会整体利益都被置于个人利益之上。在战争或饥荒期间，生存是首要问题。

◇ 为争取利益而战

在中世纪早期，人们被严格的社会制度所约束。违反律法的人要受到极其严厉的刑罚。农民整日在土地上耕作。在14世纪初，欧洲爆发了一系列的大瘟疫，人口急剧减少，出现了劳动力短缺的问题，作为个体的农民们开始为自己争取较好的待遇。

伴随着封建制的解体，个人主义的新时期开始了，这是一个创造性活动蓬勃发展的时期。个人不再仅仅是

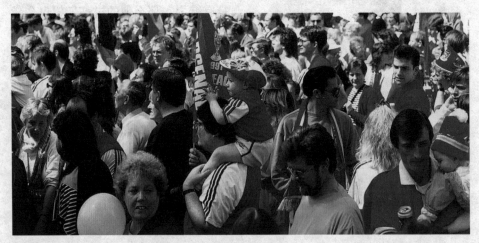

↗ 人群中的面孔
英国伦敦某体育馆外，球迷们在热烈期盼着一场足球赛。人们在人群中的行为和独处时不同，他们会通过穿相同的服装和唱相同的歌曲来表现自己属于这个群体。

贵族领主和宗教制度的从属，艺术家通过自己的创作歌颂人本身。在1790年左右，个人争取权利的斗争第一次取得胜利。心理学这一科学新分支在1880年左右建立，以弗洛伊德和荣格为代表的心理学家开始探讨人类思想的奥秘，研究个人在社会中的行为。

◇ 反叛还是顺从？

1930年左右的政治体系，例如法西斯主义曾经试图摧毁个人主义。然而，个人主义在1960年左右成为一股强劲的力量。波普艺术、流行音乐、电影以及大众对社会的新态度为个体的特立独行创造了整体氛围。

然而，个人主义也导致了自私和贪婪。1980年左右许多政治家鼓励人们创造财富，对弱势群体则不予照顾，甚至有人宣称从来就没有社会这回事。

个人主义在北美、西欧和澳大利亚表现得尤为突出，这种观念和中国、印度以及日本等国的传统文化格格不入，日本人尤其服从社会传统。

随着世界各国交流频繁，经济日趋国际化和旅游业的飞速发展，不同民族和不同文化逐渐融合，许多东西方传统都发生了转变。

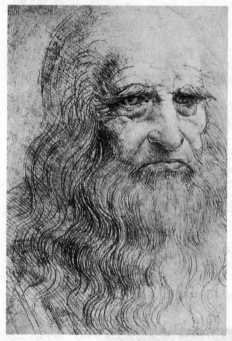

↗ 文艺复兴天才

莱昂纳多·达·芬奇于 1452 年出生于意大利，此时已是欧洲中世纪的尾声。他所生活的时代被称为文艺复兴时期，这是一个激动人心的新阶段，学术、艺术和发明不再局限于宗教领域，人们的创造能力得到了极大程度的释放。达·芬奇的一生展现了人类个体生命的巨大潜力，他是人类历史上最伟大的艺术家之一。此外，他还是杰出的剧作者、建筑师、工程师、雕塑家、生物学家、数学家和发明家。

每个人都是独一无二的

因为人们都有自己独特的信念和价值观，所以会采取相应的思维方式和行为方式，这就是个性的表达。

我们能够注意到他人和自己的区别，并且重视那些具有鲜明个性的人。然而，坚持自己的看法和宣扬自己的个性并非易事，当你的看法和大多数人大相径庭时更是如此。

◇ 我就是我

我们通过父母基因遗传到的特征

↘ 领导力

许多领袖人物，例如前南非总统曼德拉表现出杰出的个性。杰出的领导往往目标清晰、意志坚定、不屈不挠地追求自己的目标。

决定了我们的主要人格，但是人格中的一个重要构成部分——个性，是在我们成长过程中形成的。在这个过程中，他人的帮助可能会起到重要作用。我们逐渐形成对各种事物的看法，并且学会通过言语和行为表达自身。

心理学家马斯洛认为，人们生活的目标是最大限度地发挥自己的潜能。作为个人，为自己设定目标是生活中不可缺少的一部分。

在达成这些目标的过程中，人们会最大限度地开发自己的潜力，成为独特的个体。他人的个性，即他人的观点与信念和你自己的个性同等重要，对

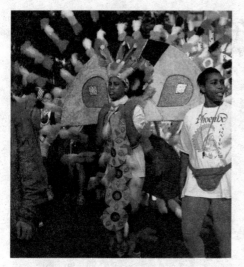

↗ 个人风格

有个性的人乐于展现自我，所以他们的着装往往与众不同。不过大多数人的着装并不能反映他们的个性，因为人们选择某种服饰多数是为了向周围的人传达某种信息，他们往往是为了符合集体规范、为了在人群中脱颖而出或者为了给别人留下特别的印象。

这一点的认识也是个性的一个重要方面。你不能将自己的观点和信念强加于人，正如你不希望别人将他的观念强加于你一样。

◇ 成为一个更好的我

个性不等同于标榜自己与众不同，它意味着成熟的是非价值观念，在必要的情况下你应当维护它。

我们的观点很容易受到他人的影响，因此很难坚持表达自己的信念。当你自己的信念和大多数人不同时，情况更是如此。社会压力可能会成为我们发展自己个性的阻力。你可能在社会压力面前改变了自己的行为，尽管这样的行为违背了你自己的信念。例如，在上学时，你可能和别人一起取笑某个同学，尽管你知道这样做很刻薄。

书中介绍群体行为的章节描绘了我们是如何寻求群体认同的。我们常常为了得到群体中其他成员的认同而放弃了自己的想法，转而接受群体的观念。有关实验数据表明，只有少于30%的人愿意支持一个不被大多数人接受的观点，其中包括阿希经典实验。

有些父母也会给自己的孩子施加这样的压力，比如，他们希望孩子将来从事某种特定的职业。但是，如果我们只是为了满足他人的期望而努力，我们就很难发现自己的个人优势。在我们的青春期，虽然有的时候自己的观点会和父母或同龄人的不同，但我们仍然要培养独立思考的意识，树立个人正确的价值观，设定好自己的人生目标。

我们应当自信，遇到问题时能够打破思维惯性，面对社会压力时毫不退缩，这样我们才能建立自己的信念，发现自身的优势。

人人都在社会化

在社会化过程中，人们掌握社交技能，适应社会角色，并且形成价值观，从而成为社会的成员。

人们一出生便开始了社会化的过程，这一过程随之贯穿一生。从出生到成年这个阶段中，儿童和青年生长发育很快，并且加深了对自身的了解和对社会的认识，所以这是一个关键性阶段。

社会化是一个渐进的过程，这个过程受到许多因素的影响。父母和其他看护人对新生婴儿的影响最深。随

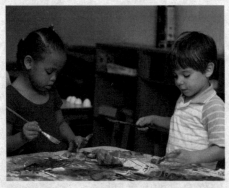

↗ **童年游戏**

游戏为儿童提供了许多了解自己和他人的机会。游戏是一种鼓励儿童掌握新技能的途径，儿童通过游戏对不同行为进行实践，适应不同的社会角色。在3~5岁这个阶段，儿童参加的游戏迅速增多，词汇量也迅速扩大。在以后的阶段，游戏能够帮助儿童学会分享、合作和游戏规则。

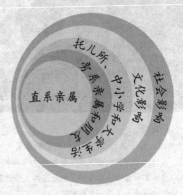

↗ **影响社会化的因素**

直系亲属对一个人社会化的影响最大，因为我们是通过关爱我们的人了解到社会对我们所持的期望的。随着我们日渐长大，学校和工作也开始影响我们社交技能的发展。

着婴儿的成长，亲属和朋友的作用越来越重要。幼儿园、学校以及其他更广阔的社交圈和文化圈在人们的观念形成过程中起着重要的作用。例如，在大城市中成长的孩子和在农村长大的孩子的经历可能差别很大，所以他们所形成的价值观也可能有很大区别。

◇ **婴儿就懂建联系**

新生婴儿通过许多行为和他们的

看护者建立社会联结。例如，婴儿喜欢把头转向熟悉的声音。一些研究表明，刚出生的婴儿便能够区分自己母亲和其他女性的声音。

另外，婴儿会对和人脸相似的图形特别关注。

◇ 社会化和个人发展

社会化过程对我们的发展（所谓发展是指人们一生中逐渐成长并发生变化的过程）有直接影响。在我们的成长过程中，随着经历的日益丰富，我们也掌握了更复杂的社交技能、担任了不同的社会角色，由此形成了不同于他人的价值观。例如，我们的家庭环境会影响我们理解感情和表达感情的方式。

个体发展可以分为三个不同的方面：情绪发展、社会发展和认知发展。

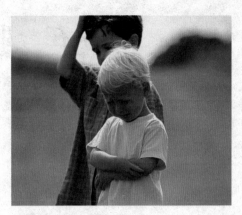

↗ **悲伤和愤怒**
上图的小男孩不太开心。学习处理自己的负面感情是成长和社会化的一个重要部分。儿童很早就认识到他们有时得不到自己想要的东西。在父母和其他家人的帮助下，我们学会了如何应对这种状况。

情绪发展是指儿童理解自己以及周围人们的情感的能力。

社会发展是指儿童和周围的人们进行交流（即形成联系）的能力。

认知发展是指学习知识和发展推理能力的过程。著名心理学家简·皮亚杰曾针对儿童如何学习周围世界这一课题进行了详尽的研究。

如果在一群人中……

我们一生中会参加许多群体，诸如家庭、朋友圈、体育组、俱乐部，以及宗教和政治组织。群体既能激发出人类最优良的行为，也能激发出最恶劣的行径。

我们很早就学会了在群体中和其他成员合作，通过共同努力达成共同目标。人类似乎天生有一种归属于社会群体的强烈需求，群体对我们的思维方式和行为方式产生很大影响。而最重要的是，群体能够激发我们的潜力，使我们能做到单独一个人时做不到的事情。

◇ 群体的正面与负面

在童年我们参加的小组游戏中，所有成员都遵循同一规则，而且在游戏中表现出对自己所属小组的忠诚。

在童年之后，我们会参加许多其他团体，这些团体对我们产生类似影响。我们倾向于赞同群体中大多数成员的想法。如果我们加以反对，就可能被群体孤立，失去社会认可。

一方面，群体常常激发成员的价值感和归属感；另一方面，群体有时也会产生负面作用。首先，我们会感到群体弱化了自己的个性。其次，我们所属的群体还会影响我们对待其他群体的方式。不同群体之间常常发生对立，例如不同足球队的支持者之间常常发生冲突。

即使某个群体的是非标准和观念并不正确，如果接受这些观念的成员足够多的话，所有成员都会信以为真，并将这些观念视为自己行动的依

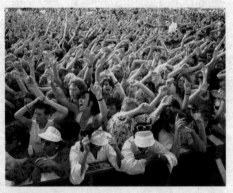

↗ 自我表达

当置身于高度兴奋的人群中时，我们会随之激动，不再那么羞涩。我们感到自己成为沧海一粟，不再那么在意别人对我们的印象。这种场合为人们提供了释放情绪的机会，他们可以任意尖叫，挥舞手臂，而他们平时是不会做出这些举动的。

据。20世纪30~40年代德国纳粹分子所鼓吹的极端民族主义即是一例。

◇ 小心过分狂热

如果我们周围有许多人，单是他们的存在本身就会对我们的行为产生影响，即使我们和他们素不相识。在我们身处人群中时可能会做出自己平时想象不到的行为，因为当人群处于高度兴奋状态时，我们监督、控制自己行为的能力会降低，我们成为周围环境的一部分。

这种群体行为可能会导致激烈的后果，单纯的兴奋可能会在瞬间转为歇斯底里、恐慌，甚至暴力。

◇ 袖手旁观＝冷漠？

我们常常认为自己会毫不犹豫地帮助别人。但是如果附近还有别人在场的话，你是不是会袖手旁观呢？研究证明，这种袖手旁观的现象的确是很常见的。人们把这种效应称为旁观者冷漠，并且为这种效应找出下列两种原因。

首先，我们不能确定情况是否紧急，所以我们先观察别人怎么做。其

◢ 合作

对合作的习得是成为社会成员的一个重要部分。和他人合作有诸多益处，这个过程更有趣，遇到的问题大家共同解决，通常可以更迅速地达到目标。

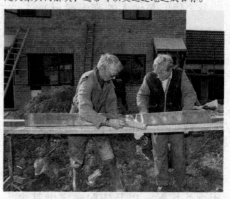

次是责任分散的因素。因为每个人都知道还有别人在场，所以责任就不会降临到具体某个人身上。每个人都认为会有人提供帮助，而结果往往是所有人都在袖手旁观。

一旦人们意识到旁观者冷漠效应，就不会再受到这种效应的影响。他们会立即提供援助，缓解这种状况。

◇ 群体的决定，风险总是最小的

群体做出的决定往往比个人所做决定的风险性要小，这就是风险性转移效应，因为承担该风险责任的是整个群体。

知道怎样与人交往吗?

我们与他人的交流是日常生活的中心部分。在我们的成长过程中,我们从父母和其他看护人那里学会了如何和他人进行交流,以及在各种社会情境中采取相应的行为方式。

我们在先前的章节已经了解到婴儿的早期社会行为。儿童通过藏猫猫这类简单的游戏学会了在社交中运用视线接触,以及依照顺序做某事。他们还常常扮作医生、护士或西部牛仔,通过这种游戏练习各种行为、语言和手势。

我们的父母、看护人和朋友在我们学习社会行为的过程中起着最重要的作用。通过观察他人的行为,我们学会了如何应对类似的情境。父母在我们很小的时候就教会我们说"请"和"谢谢",这是我们学习礼仪的第一步。

◇ 怎样给反应

社交技能的重要性在于它能够影响别人对待我们的方式,并且能够帮助我们结识新朋友。别人对我们的反应非常重要,这会影响我们对自己的看法。我们应当学会视线接触(看着说话人的眼睛)、微笑、认真倾听、关心他人的感受等基本的社交技能。

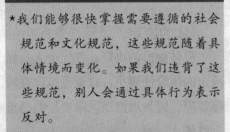

★我们能够很快掌握需要遵循的社会规范和文化规范,这些规范随着具体情境而变化。如果我们违背了这些规范,别人会通过具体行为表示反对。

★所有人都会在人生的某个阶段经历胆怯和局促不安。

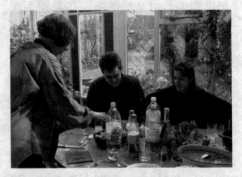

↗ **用餐礼仪**
我们很小的时候就学会了使用刀叉等正确的用餐方式。我们长大后又掌握了和用餐相关的社交技能,包括穿着适宜的服装,礼貌地感谢厨师或主人。

当别人不喜欢我们的行为方式时，我们的家人和朋友常常会提醒我们。我们很快就知道某些行为是不受欢迎的，诸如打断别人的谈话。

我们会对不同的专业人员采取不同的行为方式，例如教师、护士和其他权威人士，我们和这些专业人员之间的关系有时被称为正式关系。

◇ 胆怯了吗？

我们都有过在某个场合感到胆怯的经历，我们会担心自己的行为举止和穿着是否适宜。我们常常通过观察并模仿别人的行为来克服胆怯，或者是向别人咨询。掌握对话技巧是克服胆怯心理的一种重要方式。在成长过程中，我们逐渐掌握了各种场合的行为方式，并且增加了自信。

胆怯有时会阻碍我们结识他人和

↘ 正式关系

这个男孩在医院受到护士的照顾。在这种关系中，护士和病人所采取的行为方式都不同于他们和朋友聊天时的方式。

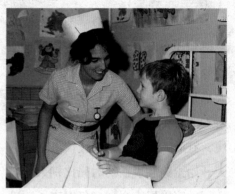

尝试新事物，在这种情况下，我们对自己的社交技能失去信心，于是更加胆怯。如果我们能够意识到这一点，将有助于我们克服胆怯心理。你可以向家人或朋友诉说你的问题，你会发现不只是你一个人会感到胆怯，这种谈话还常常会帮助你找到克服胆怯心理的方法。

那些重要的人生阶段

在成长过程中，我们会遇到不同的人，并与之发展不同的关系。

我们首先是同母亲发展关系，因为我们在出生前是在母亲的子宫内生长的。我们出生之后，会同自己的监护人形成牢固的关系，称为依恋。同时，我们会同其他家人形成亲密的关系。然后，我们会拥有广泛的朋友圈并且和亲属之外的人交往。

◇ 埃里克森理论

许多心理学家都曾试图确定情绪发展和社会发展的关键阶段，但是他们的理论都只是概括性的，因为每个人都是独特的个体，具体发展时间有所不同。有的人学习技能的速度比较快，有的人身体发育比较快，还有的人开始走路和说话的时间比别人早。心理学家埃里克森1968年发表了一部关于情绪发展以及社会发展的重要作品。他在书中确定了人们从出生到老年要经历的几个关键性发展阶段。

埃里克森认为，在从婴儿出生到1岁这个阶段，婴儿同监护人之间达成的信任是最主要的关系。

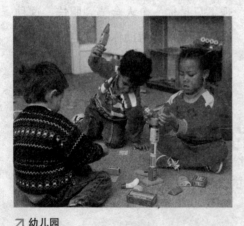

↗ **幼儿园**

这个期间儿童花在游戏上的时间很多，语言能力提高很快。他们喜欢尝试各种新活动，而且乐意创造新事物。这些活动往往是有目的性的，并且能给他们带来极大的成就感。

我们信任自己心目中重视的人，这种信任他人的能力对于结识朋友和维持友情是非常重要的，并且有助于我们同他人发展关系。

在1~2岁这个阶段，幼童主要是同他们的监护人进行交流，他们还开始发掘自己的能力，并且在这个过程中形成自我形象。学前3~5岁的幼童开始形成道德感，这种道德感指引着他们对别人的行为，并且使他们能够辨别是非。

从6岁到青春期这个阶段，儿童的主要交流场所从家庭转到了学校，他们在学校和他人发展了许多新的关系。从6~12岁这个阶段，儿童对合作的理解加深，并且认识到朋友应当互相帮助。儿童8岁之后的友谊开始具备稳定性。当某段友情破裂时，例如某个朋友搬家，他们会为失去这个朋友而感到悲伤。12岁之后，儿童开始学会欣赏朋友身上的优秀品质。

◇ 霸占"好朋友"

在9岁之后，儿童开始和朋友分享秘密，对朋友表现出忠诚，并且肯为朋友做出牺牲。他们开始从别人的角度观察事物，并且开始与别人合作。在这个阶段，儿童对他们的"最好的"朋友可能是极具占有性的。

◇ 找到自己的位置

自我定位在我们的一生中是很重要的。进入青春期之后，青少年开始

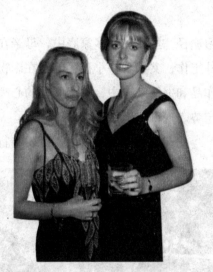

↗ 进入成年期

从青春期到成年期是一个转型时期，各种关系都在这个时期得到充分发展。异性之间吸引力加强，我们开始同异性发展较为亲密的关系，并且开始考虑选择人生伴侣。

生长发育（性成熟），在此期间，他们往往致力于建设自我定位。

通过参与群体活动，青少年认识到自己作为成年人应当适应的角色，开始建立在家庭之外的身份。同时，青少年对抽象事物和假设情景的理解能力在青春期得到发展，并且他们更加注重别人对自己的看法。

许多青少年为自己发育缓慢而担心，其实这是很正常的情况，因为人们生长发育的速度存在个体差异。女孩通常在10~14岁开始发育，男孩的发育通常开始于12~16岁。

◇ 为目标而奋斗

在进入成年期之后，青少年开始履行自己的义务和责任。他们的自我定位更加清晰，开始同异性发展亲密的关系，并且确定了若干个人生目标。他们这一时期的主要任务是为适应以后的新角色做准备。

男女有别

科学家一致认为，在某些情境下，男性和女性会做出不同的行为。其一是因为男女生理构造有所区别；另外，人们对男性和女性的抚养方式和期望也有所不同，这个原因也许更重要。这些区别导致了男性和女性对某些关系的处理方式的不同。

人的行为主要受到两个因素的影响。首先，遗传基因导致了男性和女性不同的生理构造；其次，家庭、朋友和社会对男孩和女孩的行为有不同的期望。人们在视野、价值观和思维方式等方面的差异会对他们的交流方式产生影响。儿童在3岁左右就知道自己是男孩还是女孩，并且能够辨别他们的小朋友的性别。换言之，他们已经意识到男女行为的区别，开始形成关于两性的心理定势。研究表明，这个年龄段的儿童认为女孩应该做饭，打扫房间，并且话很多；而男孩则会给父亲帮忙，还会说一些"小心我揍你"之类的话。

◇ 差别早就存在了

儿童很早就开始形成了关于性别角色的心理定势，对父母和周围人们的行为的观察与模仿是他们重要的学习途径。虽然在许多家庭中，母亲在外工作，父亲看护小孩，但是在影视作品和书籍杂志中，关于两性的心理定势表现得仍然很普遍。

父母往往会鼓励儿童的某些行

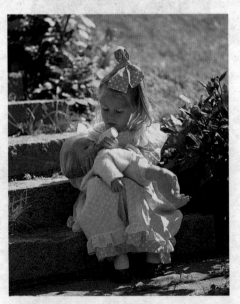

↗ **学习照顾别人**

这个小女孩正在喂她的洋娃娃喝奶，她可能是在模仿她的母亲或父亲的动作。成人通常不会给男孩子买洋娃娃，更不会鼓励他们像女孩一样学习照顾婴儿。

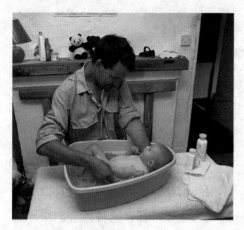

↗ 照顾孩子

在传统观念中，女性主要承担照顾小孩的责任。不过，如今这种情形已经发生了转变，许多男性开始学习照顾孩子。

为，他们的鼓励会产生重要的影响。父母倾向于对男孩和女孩采取不同的鼓励方式，他们会鼓励女孩跳舞、打扮，和洋娃娃玩耍；而对于男孩，他们常常鼓励他参加运动，而且会给他买卡车模型。

人们在同别人发展关系的过程中，会将童年所习得的心理定势以多种方式表现出来。例如，男性的友谊通常是以活动为中心的，他们会在一起做某种活动，例如运动；女性的友谊则通常是以人为中心的，她们会讨论各种人际话题，常常通过谈话或行为表达感情。

我们以上讨论的都是西方社会中的性别差异。在许多其他社会中，人们认为女孩应该照顾别人，男孩则应该自强自立，取得成就。在重视男权的社会中，例如游牧狩猎民族，这种性别差异尤其明显。

◇ 人在职场

男性处理与同事关系的方式可能会和女性有显著不同。虽然女性领导也像男性领导一样坚定和富有竞争力，不过总体而言，女性上司更加心思缜密，也更关心下属（被管理人员）的行为。

不过，所有领导都开始注重提高自己的管理水平，以及激发工作人员的积极性，上述两性区别可能也会不复存在。

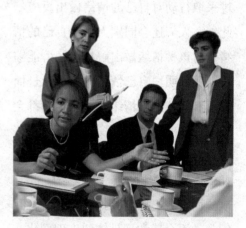

↗ 工作场合

过去，女性很少能在公司中担任高级职位，但是现在有许多女性都身处重要职位。女性处理同下属关系的方式可能不同于男性。

你为什么会害怕？

许多情绪是我们每个人都会经历的，但是每个人的具体体验又有所不同。我们有时能够轻易描述自己的情绪，但是有时情绪亦使我们迷惑不解，以至于无法用语言表达。

每个人都会经历各种各样的情绪，其中有些情绪会很快消失，另外一些情绪则会持续较长时间。有时，我们还会感到若干种不同的情绪交织在一起。

◇ 情绪也可以解释？

我们能够运用语言给各种情绪命名，从而将它们区分开来。人们会通过采取行动对自己的情绪做出反应。此外，人们还会同别人讨论自己的情绪，对该种情绪做出解释。倾诉能够帮助我们明白自己情绪的来源，进而理解和描述这种情绪。所有情绪都会导致人体的一些生理变化，有时这些变化会影响我们的正常思考能力，例如焦虑反应。

而在我们感到放松或平静时，我们常常不会感觉到具体的生理变化。不同的情绪也可能导致相同的生理变化。人们常常以为恐惧和兴奋是完全不同的情绪。实际上，两者都以脉搏加快为主要特征，这种区分取决于我们对自己的反应做出的解释。我们刚坐上过山车时的感觉是兴奋，但是一想到过山车的俯冲，就会转而将自己的感觉表现为恐惧。在这个过程中，

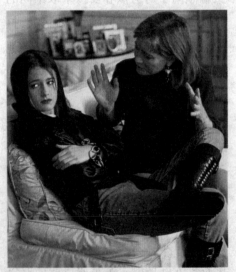

↗ **理清情绪**
青少年渴望寻求新体验，父母却对子女有天然的保护欲望，所以他们常常需要在两者之间取得平衡。青少年和父母争吵之后，双方可能都觉得自己被误解了。

我们的生理感觉是相同的，但是我们的想法却发生了巨大的转变。

我们通过3方面的信息来解释某种情绪：其一是我们体验这种情绪的情境；其二是我们当时的想法；最后是我们的生理反应。例如，当你看到一只恶狗时，你可能会想到它会咬你，于是你的脉搏跳动加快。（在这个例子中，你的想法和情绪往往组合产生恐惧。）

◇ 过去的坏心情正在影响你

前面已经介绍了我们是如何学会给自己的情绪命名的。所有社会中都存在用来描述情绪的语言。在我们的一生中，我们不断体验着各种情绪，并且学会向自己和别人描述它们。我们对情绪的名称有一致的看法，但是每个人的生理反应都不一样。

人们常常对同一件事有不同的反应，有的人会为某件事恼火，有的人却认为这件事不值一提。人们在性情和经历上的差别会影响他们的情绪反应。一个人的性情决定了他是否容易激动，因此有的人容易情绪化，有的

★人们的面部表情主要分为7种：愤怒、快乐、惊讶、好奇、恐惧、悲伤和厌恶。这种分类得到了几乎所有人类社会的认同。

★人的左脸表情最丰富。

★每个人对情绪的体验都与他人不同。

人偏向沉静，还有的人较为忧郁。

我们每个人都有自己不同的经历，当我们遇到和以前类似的情况时，曾有的经历会影响我们的情绪反应。有时我们会意识到自己过去的情绪，从而预料到自己将来在类似场合中的反应。你是否曾经盼望得到某件东西，但是你如愿以偿之后却感到失望？也许是你期望过高导致了失望，也有可能是你当时的心境影响了你的情绪。

有时，我们会意识到过去的情绪对现在情绪的影响。如果某个人会让我们想起另外一个我们所讨厌的人，我们可能会不喜欢此人。不过，我们常常意识不到过去的体验在影响着我们对某个人或某个地方的感觉。

好情绪，坏情绪

情感是我们所经历的最为强烈的情绪，情感常常伴随着剧烈的生理变化。对情感的处理并非易事，我们应该学会疏导情感，从而将消极情绪转化为积极情绪。

我们通常将激烈的情绪称为情感，有的情感是令人愉快的，诸如快乐；还有些情感是使人不快的，诸如恐惧。我们所接受的教育和社会规范影响着我们对情感的理解和反应。我们通过学习，了解到有些情感是消极的，例如忌妒；有些情感是积极的，例如快乐。

通过类似方式，我们学会了如何区分那些受欢迎的情感表达方式和不受欢迎的情感表达方式。在童年时期，如果为了某件东西十分伤心，父母会教导我们哭泣是不能解决问题的，微笑才能使我们感觉好转。于是，我们逐渐学会了在别人面前隐藏或控制自己的许多情感。

◇ 吃掉的最后一块蛋糕

我们在前面的章节已经了解了弗洛伊德的人格理论，弗洛伊德还认为，我们有时甚至会对自己隐藏真实情绪，这是一种防御机制，我们通过转变看待事物的角度使自己远离不快的情绪。

在某些情况下，防御机制是有益的。例如车祸幸存者会压抑甚至忘记对车祸的记忆，但是当他们的情感力量恢复时，这部分记忆也会随之恢复，因为他们此时已经能够处理这些记忆。

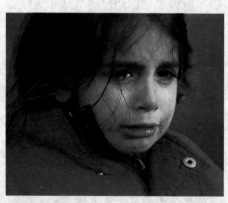

↗ 描述情绪

我们对自己情绪的理解包括3方面：我们周围所发生的事件、我们当时的想法以及我们的生理反应。这个小女孩可能体验到几种不同的情绪，她哭泣的原因可能是悲伤、害怕、孤单或者愤怒。

方式来释放这种能量。

转移情感能量是一种我们常用的方式，我们会在别的地方宣泄自己的情绪。例如，当我们生某个朋友的气但又不能说出口时，我们可能会摔门，也可能会冲着遇到的下一个人发脾气，结果别人会认为我们喜怒无常，难以预测。

这种转移情感能量的方式往往是徒劳无益的，因为它并不能帮助我们从根本上解决不快情绪。

在上学期间，我们常常被要求举止符合某种特定模式，因而需要压抑自己的一些情感。我们可以和朋友们一同开心玩耍，也可以参加体育、音乐以及戏剧团体的活动，这些都是释放情感能量的积极方式。

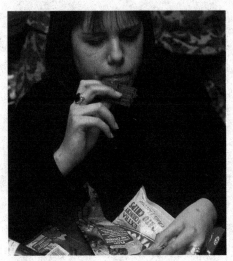

↗ **食物慰藉**

当儿童闹情绪时，大人往往会给他们"曲奇"饼干或糖果，以此安慰他们。儿童长大之后，仍然会通过吃东西来缓解不快情绪。这种反应并不利于情感的健康发展，因为他们仍然没有学会从根本上解决不快情绪。

此外，当我们行为失当时，我们可能会给自己找借口，通过这种防御机制来维持自尊。例如，你吃掉了最后一块蛋糕时，你可能会说这是为了让妹妹正常吃晚饭，而不肯承认这是种自私的行为。这种处理情感的方式是不利于我们的健康发展的。

◇ 摔门就能释放坏情绪吗？

我们会通过喊叫、歌唱和大笑表达情感，它们都是释放情感能量的方式。如果在某个场合中，我们需要刻意压抑自己的情感，往往会通过其他

◇ 不要急着去行动

当你体验到某种情感时，立即采取行动未必是最理想的方法。首先，你应当了解这种情感反应的由来，然后你才能有效地处理这种情感。

例如，如果你的朋友因为你迟到而生气，你的第一反应可能也是很生气。如果你立即依照自己的情绪采取行动，你很可能会提醒他，上周他也迟到过。

这种反应是一种防御，你借此避免因为迟到让朋友不快而带来的糟糕感觉。如果你意识到这一点，你就应该道歉，对朋友说明你迟到的原因。如果你的原因是合理的，就应当抓紧这个解释的机会；如果你的原因不合理，你也应当承认错误，并且采取控制措施，避免再次迟到。

这两种方式都能够使你心情好转，避免不快的情绪。

你和别人关系好吗？

人类是喜欢群居的社会性动物，因此会同周围的人形成各种关系。学习如何处理各种各样的关系，以及它们的发展变化，乃是同别人共同生活的重要一环。

在我们的成长过程中，我们会认识越来越多的人，然后同他人发展各种各样的关系，其中许多关系会随着时间的推进而发生变化。处理好身边的人际关系是我们一生要学习的内容。

◇ 嫉妒和羡慕

我们所经历的最早的关系是同家人的关系。如果我们是长子或长女，当我们的弟弟或妹妹出生时，我们同家人的关系会发生一定变化。我们不再是家庭关注的中心，因而通常会感到忌妒和困惑。我们对自己同他人的关系失去了信心和安全感，这就是忌妒的由来。因此，在这段时期，父母应当对长子或长女给予特别的关爱，使他们明白自己依然拥有父母的爱。

羡慕这种情绪也会影响我们同他人的关系。当别人拥有我们所缺少的

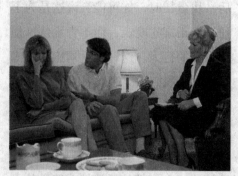

↗ **父母间的矛盾冲突**

父母之间也常常会产生矛盾冲突，这时向专业人士进行咨询是有益的方法，因为他们在帮助人们解决矛盾冲突方面富有经验。

东西时，我们会感到羡慕。我们羡慕的对象不局限于物体，例如朋友的外表也可能成为我们羡慕的对象。如果我们没有意识到自己对别人的羡慕，这种情绪也可能像忌妒一样，成为我们同别人发展亲密关系的障碍。

◇ 不快乐的童年

近些年来，在许多西方国家，离婚已经成为越来越普遍的现象。离婚常常会使儿童感到压抑和心烦意乱。由于儿童的年龄和父母离婚背景的不同，使得儿童对别人表达这些情感的方式也会有很大差异。

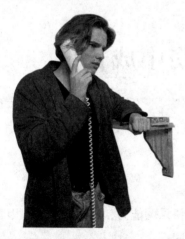

↗ **通过谈话解决问题**
我们同别人的关系在我们的生活中占据着重要位置。当一段关系发生改变或终结时，我们会感到心烦意乱、生气、困惑，甚至失望。我们可以试着同对方讨论这段关系遇到的问题，这通常是最佳的解决方式。我们还可以向其他我们信任的人倾诉，这种方法对解决问题也会有所帮助。

儿童经历不快情绪的年龄越早，他们就越难用语言表达自己的情感。我们会在自己所信任的成人帮助下，用语言表达出自己的情感，这是我们学习复杂情感的一种方式，所以他们对我们具有重要意义。

如果父母离婚后开始同别人发展新的关系，儿童常常会感到许多新的困惑。儿童认为这种新关系会威胁到他们和父母的关系，所以他们会产生忌妒心；而且如果他们以往一直是父亲或母亲关注的中心，这种忌妒感就会比较强烈。

对儿童而言，青春期往往是一段艰难的时期。他们一方面试图脱离父母独立，另一方面又需要父母的支持和帮助。在这个阶段，他们体验着这两种矛盾的反应，所以常常会对父母产生负面的情绪。

◇ 走出孤独的怪圈子

如果我们不擅长处理同别人的关系，这可能会导致我们感到孤独。这个时候，你应当首先思考自己能做些什么，这是克服孤独的第一步，也是最重要的一步。如果你总认为没有人会喜欢你，对自己百般挑剔，你将会回避各种社交场合，然后感到更加孤

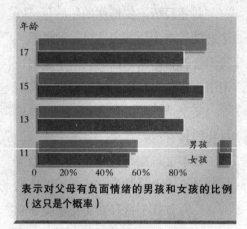

年龄

17

15

13

11

男孩
女孩

0 20% 40% 60% 80%

表示对父母有负面情绪的男孩和女孩的比例（这只是个概率）

↗ **青春期的不确定性**

这张图表显示了对父母产生负面情绪的男孩和女孩的比例，他们的年龄段是 11~17 岁。青春期是一个转型时期，青少年常常对父母怀有复杂的感情。一方面，他们在形成自己的身份或信仰，这种身份或信仰是独立于家庭之外的；另一方面，他们仍然在许多方面依赖父母。

独。你应当反思对自己的负面评价，代之以积极的看法评价自己。

即使你没有非凡的魅力或超群的智慧，这也并不妨碍人们对你产生好感。接受各种邀请，到别人家做客，或者请别人来做客，这些都是克服孤独的途径。试着让自己放松下来，做出友好的举动。在别人说话时给予积极回应，你可以通过微笑和点头来表达你对谈话很感兴趣，你还可以通过问问题来使对话继续。

关注你和别人共同的兴趣爱好，努力克服你的羞怯，才是克服孤独的有效方法。

在快乐和悲伤中成长

所有表达快乐和悲伤的方式都是类似的，它们都是人类生活中重要的情感。快乐可以帮助我们建立信心与自尊，悲伤则使我们了解自己生命中最珍视的事物。

快乐的涵义是很广泛的，它既包括某段记忆所带给你的瞬间的快乐，也包括一种长久的心境，悲伤也是如此。当我们对自己和生活都感到满足快乐时，我们就能够更好地处理沮丧和厌倦等消极情绪。我们都有感受快乐的能力，不过快乐的原因各不相同。

◇ **人和人有不同**

天生的性格以及对情境的反应都会影响我们的情绪。我们不能改变自

↘ 同情心

看到别人遭受痛苦，例如这个饥饿的小男孩，我们心中也会产生类似的情感。通过这种方式理解别人的感受，这种理解就是同情心。

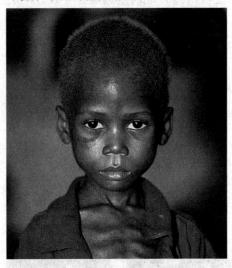

己天生的性格，不过在某些情况下，我们可以选择与之适应的生活方式。比如说一个喜欢待在家里的人，他是不适合做长途司机的。

　　每个人都有自己的思维方式，它决定了我们对各种事件的理解方式，进而影响到行为。有些人学会了对所有情况做最坏的思想准备，他们常常感到无法掌握自己的生活，这种心理被称为无助感。这种心理会导致焦虑甚至抑郁症，抑郁症患者长期处于极度悲伤的情绪中。

◇ 什么是真正的快乐

　　有些事情能立刻给我们带来满足感，但是它们不一定能带给我们快乐和成就感。例如，你可能不愿意准备某场考试，而乐意去看望朋友，但是如果你不做准备，就不能在考试中发挥最佳水平，然后你的自尊可能会受到影响。有的事情能带给我们短暂的眼前利益，而有些最终达到目标的事情则能带给我们长远的快乐，每个人都需要在两者之间取得平衡。如果能达到设定的目标，我们就会感到能够掌握自己的人生。成功会让我们有信心进行新尝试，创造新机会，从而能够以各种方式获得快乐。

◇ 给悲伤一些时间

　　需要学会改善自己的情绪、放松

1. 震惊和怀疑	2. 极度痛苦和绝望
感到茫然，不敢相信某个人已经去世了，正常的日常生活被打乱，眼前的事物失去了真实感。	十分悲伤，不断地思念死者。入睡变得困难，无法放松。有时感到身体不舒服。
3. 愤怒和内疚	4. 逐渐恢复
因为死者的离去而感到愤怒和内疚，觉得自己没有在他生前做到最好。	接受了失去死者的现实，虽然仍然有悲伤的感觉，不过开始对未来抱以希望。

↗ 悲痛的过程

我们在经历失去亲人的悲痛的过程中，需要顺其自然。在这个过程中，我们会经历一系列感情变化。虽然每个人的具体体验存在差异，但是大体上人们经历这些情绪周期的次序是相同的。

心情，以及暂时忘记困难，否则我们就会被过度的忧虑所压垮。同时，也应该留给自己时间去感受悲伤，因为悲伤也是一种表达方式，它能够帮助我们了解自己的内心深处。

最剧烈的悲伤称为悲痛，我们常常因为失去的人或物而悲痛。当我们所爱的人去世时，悲痛最为强烈，可能需要几年时间才能从这种悲痛中恢复过来，在这段时间里，我们需要面对一系列情感变化。有些人无法面对这种情感，他们的逃避会导致长期的绝望或精神忧郁。人们在悲伤时，常常认为没有人能够真正了解他们的感受，而那些得不到别人支持的人尤其容易变得抑郁。向朋友或家人倾诉有助于我们接受自己的情感，找出自己悲伤的来源。

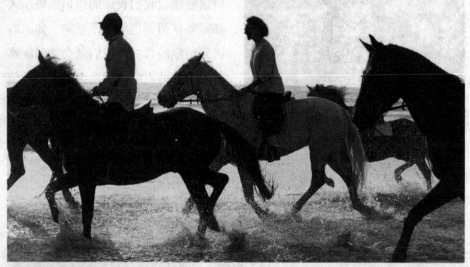

↗ 学会放松

在向目标努力的过程中，我们需要适度的放松，这样才能保持心理的健康。做自己喜欢的事情能够暂时忘记面临的困难。在休息之后，发现看待问题的新角度，从而找到解决问题的方法。

焦虑了

人们在焦虑害怕时常常会不自觉地感到胃痛、嘴唇发干、喉结突出、心跳加快，脑海中闪过各种恐怖的画面。

焦虑是一种常见的无意识的反应，当我们身处困境或险境时，就会感到焦虑。我们面临的问题越艰巨，焦虑的程度就越深。当焦虑非常严重时，就转变为恐惧。焦虑、恐惧和紧张都是重要的本能，它们在适当的情况下能够增加我们的存活概率。

◇ 恰如其分的焦虑

焦虑这种反应能够使人做好体

↘ 紧张与表现的关系

紧张能够导致有益的人体生理变化，在我们身体被唤醒的状态下，我们能够更加警觉，注意力更集中。但是如果人体被唤醒的程度过高，我们的表现水平反而会下降，如下图所示。长期的紧张会使人精疲力竭。如果高度的紧张积累到某个程度（下图中的x点），将会导致神经崩溃。

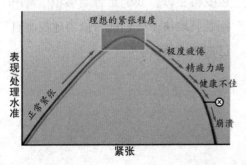

力运动的准备，以便人们迅速逃离险境，或者同面临的危险作斗争。例如当你穿越高速公路时，一辆轿车飞速地向你驶来，你的焦虑反应会帮助你迅速跳出车道。

所有的艰巨任务都会使我们处于紧张状态之下。在我们的日常生活中，某些紧张是有益的。最后期限、新技术的学习和考试都会使我们紧张，并且激发焦虑反应。如果我们有信心达成这些要求，焦虑反应就会唤醒我们体内的功能，使我们有足够精力去完成这些任务。在这样的情况下，焦虑起到积极作用，使我们表现出色。

◇ 陷入失败的轮回

然而，在过度忧虑的情况下，问题占据了我们的全部脑海，或者我们只关注自己身体的变化，结果导致我们的表现水平降低。我们可能担心自己会出丑，或者无法掌控局面。这些消极的想法加剧了我们的焦虑情绪，

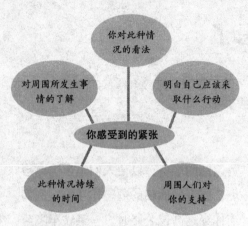

影响紧张的因素

下次你感到紧张时，可以总结一下引起你紧张的因素，以及每个因素对紧张的影响程度。通过了解自己紧张的原因，你就能够做出积极调整，从而控制局面。这种方法可以帮助你减轻紧张程度，提高处理问题的能力。

在随后的事件发展过程中，焦虑又导致我们的想法更加悲观。

在上述情况下，我们把所有的精力都浪费在了担忧上面，所以我们根本没有解决问题的希望。不幸的是，这种不自信行为模式是很难打破的。当我们再次遇到同一个问题时，会记起自己以往的焦虑和无能，然后开始了又一轮失败循环。

同理，长期的紧张会提升我们的整体警觉水平，结果我们轻易就会陷入焦虑。如果这种紧张程度得不到缓解，我们甚至无法完成最简单的工作任务。

在非常紧张的状态下，我们常常会感到莫名的极度焦虑，这种现象叫做惊悚。惊悚持续时间并不长，但是当时会使人十分害怕。

◇ 焦虑时的身体

焦虑所产生的生理反应可能会使人体感到不适。人体在遇到危险时，会迅速产生大量的能量。我们的呼吸和心跳都加快，为肌肉提供更多氧气，为行动做好准备。汗液帮助人体排出运动产生的热量，降低体表温度，人体还通过唾液分泌等各种生理活动转化能量。焦虑就是由这些反应构成的：肌肉紧张、心跳加快、嘴唇发干以及胃痛。

当我们意识到这些正常的生理反应时，我们的焦虑程度会加深，情绪也变得更差。我们是否能够积极解决问题就取决于我们能否恰当地控制自己的焦虑情绪。

人生需要积极心态

积极的心态能改变你对各种状况的看法，帮助你达到目标。

你对生活持何种态度？你是认为事情总会朝着最坏的方向发展的悲观主义者，还是总能看到事物好的一面的乐观主义者？还是你的态度并不固定？无论你持何种态度，你的心态都会影响到你的情绪、你的行动，甚至你能看到的事物。

◇ 你在回避什么？

每个人都有解决难题的策略。当我们充满担忧时，某些策略有助于我们减少不快情绪和消极看法。前面介绍了焦虑反应，在我们遇到真正的危险时，这种反应是很有用的，它能够帮助我们迅速逃离险境，或者使我们集中精力面对眼前的危险。

但是，在某些场合中并没有真正的危险，我们却仍然感到焦虑，然后我们自然的反应就是避开这些场合。你可以回忆一下自己曾经回避过的场合或物体，以及你回避它的原因。你可能会发现，你所回避的大多数事物都是不具有危险性的。例如，许多人都会回避人群、会面和棘手的任务。

这种对事物的回避往往会加深我们的恐惧感。当恐惧积累到一定程度时，我们会竭尽全力地回避那些使我们恐惧的事物，结果导致我们失去信心，而这又会进一步加深我们的焦虑和挫败感。

◇ 积极一点，就能战胜焦虑

消极的心态以及不切实际的想法都会加剧人们的焦虑，成为他们发挥自己最佳水平的障碍。那些常常自责和自我批评的人会有无助感，他们觉

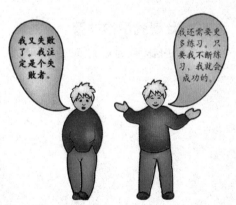

↗ **积极心态和消极心态**
你的心态是积极的还是消极的？这是我们看待问题的两种基本方式，它们常常在我们的无意识中起着作用。一次失败并不意味着永远失败，如果你有积极的心态，就可以将失败转化为成功。

得无法掌握自己的生活。同理，如果一个人希望自己能将所有事情都做到完美的境界，他很可能常常会对自己失望。

积极心态不仅可以帮助你缓解焦虑，它还可以帮助你预防焦虑。改变心态需要大量的练习，因为人们常常无意识地产生消极想法。

积极的心态还有助于我们解决问题。不要总认为问题会将你击倒，你应当思考解决问题的方法，努力将问题击破。对问题进行全方位的考虑，然后做出适当的改变。对自己说积极的话语，这样可以消除消极的想法。即使你没有成功解决某个难题，这个努力的过程本身也能够增强你的信心。

◇ 做好计划就不怕难题

当你再次遇到难题时，你可以先制订一个行动计划来帮助你达到目标。通过提前计划，你会感到自己拥有控制力；提前计划还可以杜绝不必要的精力浪费。制订切实的目标，并且保持计划的灵活性，以便做出适当调整。

达到目标的步骤	你的目标和措施
确定你要改变的对象，以及改变的目的。找到你的起点。	我打算减少看电视的时间，以便腾出时间做些别的事。上周我看电视的时间是22个小时。
决定最后目标，保证它的可行性。	我的目标是每周看电视的时间不超过8个小时，这样我可以有更多时间和朋友相处。
确定完成目标的步骤，每一步都要难易适度。考虑辅助措施。	我打算每周看电视的时间逐次减少1小时，并且在每周开始就决定要看的电视节目。
考虑一种记录进度的方式。给自己适当的奖励。	我通过画图表来记录自己的进度。每完成一个目标之后，我都会奖励自己糖果。

可不可以把疾病全赶走

KE BU KEYI BA JIBING QUAN GANZHOU

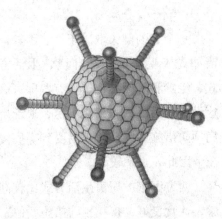

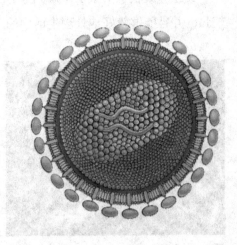

健康生活，远离疾病

　　人体的各种生理系统之间维持着微妙的平衡，其复杂程度远远超过人类所制造的任何仪器。当人体所有生理系统协调工作时，人体就处于健康状态。但不幸的是，这个错综复杂的系统经常会出现一些问题。有时人体能够通过自我修复解决这些问题，而有时我们需要借助医疗手段才能恢复健康。

　　本章阐述了人体健康的重要性，并且介绍了一些保持健康的方法；还解释了几种主要疾病的病因，以及与之相对应的医疗措施，这些医疗措施能够帮助人体恢复健康，维持人体最佳状态。

　　人在健康状态下抵御疾病的能力较强，并且能够较好地处理生活中的

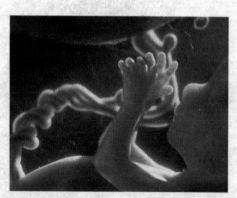

↗ 胎儿的发育
这是一张胎儿在母亲子宫中发育的照片。在婴儿出生之前，医生就会对他的健康状况进行检查，并且在必要时采取一些医疗保健措施。

各种问题，从而充分地享受人生的乐趣。健康和低热量的饮食、适当的锻炼、充分的睡眠、有规律的体检以及清洁卫生的个人习惯都是维持健康的有效措施。此外，你还应当远离香烟和毒品。

◇ 人为什么会生病

　　一个人的健康取决于许多因素，诸如先天疾病、生活环境、生活方式、年龄和基因结构等。有些国家医疗设备落后，饮食供应不足，缺乏疾病预防措施，婴儿很容易受到疾病侵袭，因此死亡率较高。

　　西方国家的居民生活方式比较健康，饮食良好，疾病预防措施到位，因此他们的寿命都比较长。但是在富裕国家，青年人因为事故（例如开车）、尝试毒品和自杀导致的伤亡率

★婴儿和老人都拥有相同数目的肌纤维。人们体格的不同是由肌肉发育的状况不同决定的。

★全球每年因为腰疼而损失的工作日超过所有罢工活动损失的工作日之和。

★人体内所有血液每分钟都流经心脏。

较高。

人们的生长发育主要在18岁之前进行。在此期间，儿童容易感染水痘和扁桃体炎等疾病。随着空气污染物的增多和各种人工食品添加剂的使用，哮喘也逐渐成为一个显著的问题。

人们通常在40岁之后才会面临心脏病、癌症、支气管炎和中风等重病症的风险。吸烟是导致心脏病的首要原因；其次为高脂肪的快餐食品，许多成年美国人都死于心脏病。因此，了解和研究这些疾病的相关知识是很重要的。

人体生理器官在晚年也可能发生各种病变。现在全球许多人都死于艾滋病，在非洲的某些地区艾滋病的情况尤其严重。

◇ 展望未来

随着医学事业的不断进步，人类已经能够治愈许多疾病。虽然我们能否攻克癌症、心脏病猝死、艾滋病和所有精神疾病仍然是一个悬而未决的问题，但是21世纪我们必将在这些方面取得巨大的进步。

饮食均衡，不胖也不瘦

食物为我们提供生存所需的能量，使人体器官得以维持正常功能；食物还为人体组织提供营养物质，促进生长发育和伤口修复。但是饮食过量则会使人发胖，导致高血压和心脏病。人体需要摄入多种食物才能维持健康。

均衡的饮食应该包括适量的碳水化合物和充分的蛋白质。其中碳水化合物是人体主要的能量来源，蛋白质为细胞生长和修复提供了原料。

维生素是维持人体健康所必需的物质，其中纤维素起着强化消化系统功能的作用，但是大多数饮食都包含过量的脂肪，导致体重超标。由于每个人年龄和日常活动的不同，人们所需食物量也有显著差别。譬如说一个年轻的运动员所需食物量会超过一个活动量很少的老人。

◇ 食物摄入量的控制

食物中的能量是以焦［耳］为法定热量单位，简称"焦"。1卡＝4.186 8焦。"卡"是"卡路里的简称。成人平均每天需要摄入6 280焦（1 500卡路里）的能量。10岁以上的儿童和青少年正在迅速地生长发育，他们每天需要摄入8 373~10 467焦（2 000~2 500卡路里）的能量，这些能量主要包含在碳水化合物、蛋白质和维生素中。

然而，青少年往往不喜欢规律饮食。他们大多喜欢快餐和速食，这些食品含有大量的糖分、添加剂和脂肪，而蛋白质含量却很低。食用这类食品很容易导致摄入能量超标，如果食用者缺乏规律的锻炼，过多的能量就会转化为脂肪，从而导致肥胖。

在日常生活中健康的早餐是非常

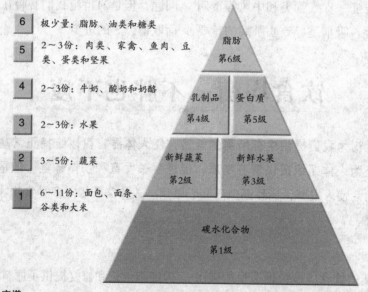

6　极少量：脂肪、油类和糖类
5　2～3份：肉类、家禽、鱼肉、豆类、蛋类和坚果
4　2～3份：牛奶、酸奶和奶酪
3　2～3份：水果
2　3～5份：蔬菜
1　6～11份：面包、面条、谷类和大米

脂肪　第6级
乳制品　第4级　　蛋白质　第5级
新鲜蔬菜　第2级　　新鲜水果　第3级
碳水化合物　第1级

↗ 食物金字塔
丰富均衡的饮食是保持身体健康的必要条件。这个金字塔标明了各种食物的每日适当摄入量。蛋白质、牛奶、水果和蔬菜均有助于维持人体生理系统的正常功能。

重要的，可以摄入诸如果汁、谷类食品和烤面包等食物。如果你喜欢吃零食，那么你最好以水果和坚果代替糖果等高脂肪食品。本页的食物金字塔显示了每日均衡饮食所需摄入的各种食物量。

◇ **超重是个大麻烦**

超重会对人的健康构成潜在的威胁。超重的儿童和青少年在成年后会遇到许多健康问题，而这些问题本来是可以避免的。肥胖人群患背部疾病、关节炎、心脏病、循环不畅和呼吸困难的概率较大。

人们为了减轻体重设计了上百种饮食方案，但是大部分并不奏效。最有效的方法只有一个，那就是每天减少摄入2 093~4 186焦（500~1 000卡路里）能量，在这个额度下你还可以偶尔享受一些零食。

◇ **过分节食是一种病**

我们都在电视屏幕上看到过饥饿儿童的悲惨照片。当人体不能从食物中摄取能量时会首先分解脂肪，然后从肌肉中分离出蛋白质。蛋白质缺乏会导致液体潴留，因此营养不良的儿童腹部会出现肿胀。最终心肌衰弱，无力将血液运往全身，导致死亡。

许多人因为受到流行风尚等因素的影响而节食，然而过度节食则可能导致神经性食欲缺乏。这种患者误以为自己超重，拒绝进食。这既是一种生理疾病，又是一种心理疾病，患者可能需要接受治疗才能康复。

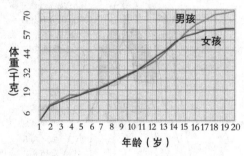

↗ **体重和年龄**

这幅图表显示了男孩（绿线）和女孩（红线）从出生到20岁之间各自的平均体重增长。虽然各人体格的差异等因素也会影响体重，但是基本而言，体重低于图中线条所示表示体重过低，高于图中线条所示则表示体重过高。图中还显示出14岁之后的男孩体重超过同龄女孩。

人体的两大杀手

细菌是有细胞结构的微生物，而病毒是没有细胞结构的DNA或RNA。除了人体的自然衰老外，细菌和病毒是导致人类疾病的两大元凶。

人体常常会受到细菌和病毒等微生物的感染。某些微生物对人体是有益的，例如大肠杆菌能够加强食物消化，但是大多数微生物都是有害的，有些甚至会威胁到生命。

◇ 抗生素不是万能的

细菌是单细胞的微生物，各种细菌的形状差别很大。细菌飘浮在空气中或存活于水中，如果人们将细菌吸入喉部和肺部，或者饮用被污染的水，人体就会受到细菌的感染。呼吸、打喷嚏、咳嗽以及接触感染区域都是细菌的传播途径。

细菌感染会形成脓汁，脓汁是一种黏稠的黄色液体，其中含有已经死亡的细菌和人体细胞。扁桃体炎和结膜炎是两种常见的细菌感染，二者都是由链球菌引起的。结膜炎发生在眼睛的部位，感染率很高，患者多为在校中小学生。结膜炎患者眼睛发红，渗出的脓汁会粘住眼睛。细菌感染还

可能导致更加严重的病症，包括痢疾、肺炎、梅毒和脑膜炎。

抗生素能破坏细菌的细胞膜，杀死细菌。但是，抗生素被大量应用于

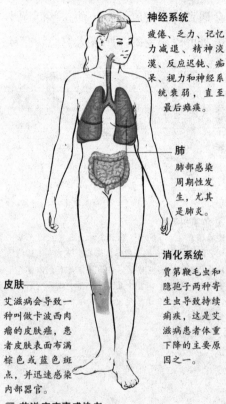

神经系统
疲倦、乏力、记忆力减退、精神淡漠、反应迟钝、痴呆、视力和神经系统衰弱，直至最后瘫痪。

肺
肺部感染周期性发生，尤其是肺炎。

消化系统
贾第鞭毛虫和隐孢子两种寄生虫导致持续痢疾，这是艾滋病患者体重下降的主要原因之一。

皮肤
艾滋病会导致一种叫做卡波西肉瘤的皮肤癌，患者皮肤表面布满棕色或蓝色斑点，并迅速感染内部器官。

↗ **艾滋病病毒感染者**
艾滋病病毒可能在人体内潜伏多年，到达一定阶段后图中这些症状都会出现。

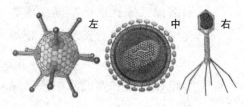

病毒的形态

病毒有多种多样的形态，上图显示了其中3种病毒的形态。腺病毒会感染喉咙和鼻子等部位，其特征是尖头构造，见图左；艾滋病病毒的表面覆盖着坚固的蛋白质，见图中；抗生素是一种侵袭细菌的病毒，它的尾部是纤维，见图右。

许多人体免疫系统原本能够自行处理的疾病，导致细菌形成抗药性。

◇ **有时候，真拿病毒没办法**

病毒是导致疾病的最小作用者，病毒会导致多种疾病，例如感冒、小儿麻痹症、流感和麻疹。发达国家已经通过疫苗接种基本根除了小儿麻痹症。普通的感冒是由上百种病毒所引起的，因此很难治愈。

抗生素不能杀死病毒，人体必须产生针对各种病毒的抗体才能杀死它们。病毒本身不能繁殖，因此需要寻找寄主，它们进入寄主细胞之后利用其中的营养物质进行复制。当病毒完全占据寄主细胞之后，寄主细胞爆裂，释放出病毒细胞。人体免疫系统能够杀死感冒等病毒，但是不能破坏艾滋病等强大的病毒。

人体的防御战

人们周围遍布着细菌、病毒和其他肉眼看不到的微生物，它们侵入人体之后会进行自我复制和扩散，直到被人体内的防御机制杀死。

空气中充满了各种肉眼看不到的微生物，它们不断地落在我们的皮肤、衣物、食品和其他物品上。大多数微生物是无害的，但是某些微生物会引发感染。感冒和喉咙痛等感染性疾病通常很快就会痊愈，而肺炎等疾病会导致致命的后果。人体表面存在若干种防御微生物侵袭的机制，其中皮肤的作用最为重要，大多数微生物都无法穿透健康的皮肤。

◇ **人体"白色卫士"**

某些微生物能够穿过人体表面的防御机制进入血液或其他内脏部

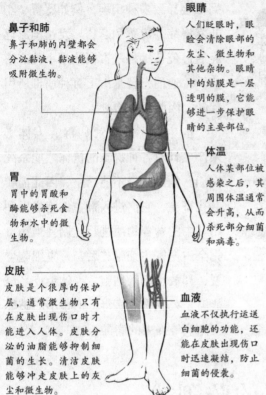

鼻子和肺
鼻子和肺的内壁都会分泌黏液，黏液能够吸附微生物。

眼睛
人们眨眼时，眼睑会清除眼部的灰尘、微生物和其他杂物。眼睛中的结膜是一层透明的膜，它能够进一步保护眼睛的主要部位。

胃
胃中的胃酸和酶能够杀死食物和水中的微生物。

体温
人体某部位被感染之后，其周围体温通常会升高，从而杀死部分细菌和病毒。

皮肤
皮肤是个很厚的保护层，通常微生物只有在皮肤出现伤口时才能进入人体。皮肤分泌的油脂能够抑制细菌的生长。清洁皮肤能够冲走皮肤上的灰尘和微生物。

血液
血液不仅执行运送白细胞的功能，还能在皮肤出现伤口时迅速凝结，防止细菌的侵袭。

↗ **人体防御机制**
皮肤是人体防御机制的重要组成部分。除此之外，防御机制还保护着人体中没有被皮肤覆盖到的部位，使它们免受微生物的侵袭。

位，在这种情况下，白细胞成为人体的第一道防线。白细胞分为3种，其中巨噬细胞和粒细胞能够彻底吞噬微生物。

淋巴细胞是另一种白细胞，这种白细胞通常在骨髓或位于胸腔下方的脾脏中合成。淋巴细胞能够生成一种特殊的蛋白质——抗体，抗体能够像钥匙插入锁孔那样牢固地附着在细菌上，然后破坏或杀死细菌。在这个搏杀的过程中，白细胞在血液和淋巴液中流动并自行复制。

◇ **人体的第三道防线**

当受到细菌或病毒侵袭时，人体的生理防御机制就被激活，向细菌或病毒中注入一种对人体本身无害的有机体达到破坏它们的效果，这种有机体被称为疫苗。疫苗能够使人体产生抗体，所以接种疫苗也能够起到免疫的作用。

针对小儿麻痹症、破伤风、百日咳、腮腺炎和麻疹的疫苗接种已经十分普遍，这些措施大大降低了这些疾病的发病率。世界卫生组织进行的大规模疫苗接种项目已经从世界上彻底根除了天花。在免疫机制杀死细菌之后，免疫过程中形成的抗体仍然停留在人体内，人体从而形成对该种细菌的终生免疫。当这种细菌再次侵入人体时，抗体就会迅速发挥作用。如今所有的婴儿在出生几个月后都要接受一系列疫苗接种，并且会在童年期补足后续剂量。

神奇的人体自我修复

人体具备惊人的自我修复能力。人体在受到淤伤或擦伤之后都会很快愈合，只有在受伤较为严重时才需要采取医疗措施。

人体受伤的部位通常是皮肤、骨骼以及相关的肌腱和韧带。器官受伤的后果较为严重，诸如眼睛、脑部和肝脏等器官。

◇ 伤口自动愈合

伤口出血最为常见。细胞受损之后，血液中会立即释放一种叫做纤维蛋白原的物质。纤维蛋白原和血液中的血小板结合生成纤维蛋白。纤维蛋白起到覆盖伤口和固定血小板的作用，使血液停止流出。伤口处血液迅速凝结，防止细菌或其他微粒进入人体，然后伤口开始愈合。纤维蛋白在血液凝结处收缩，使伤口边缘聚合并且变硬，于是伤口结痂。在正常皮肤重新生成之后，伤痂自动脱落。

◇ "排除异己"的血液

在某些状况下，医生需要采取急救措施防止伤者失血过多，他们通常直接按住伤口。

在急救室中，伤者的伤口被缝合起来，防止更多出血。如果伤者失血过多，医生便需要将他人的血液通过静脉输入伤者体内，这个过程就叫做输血。

一般来说，人们的血型分为A型、B型、AB型和O型4种。在输血时，需要确保输入伤者体内的血液和他自己的血型相同，否则他血管内的血液会凝结或生成肿块。医院提倡义务献血，保证充足的血库储备，以救治事故受害者。

◇ 骨折还能再生

医生通常使用石膏或夹板固定骨折处的骨头末端，骨头在不受到压力的情况下就会自行愈合。另外一种固定方式是借助螺丝钉和胶将金属或塑料支撑物置入伤者体内。如果骨头末端发生错位，医生需要对伤者施行麻醉后将骨头拉回原位。骨折通常几周后就会痊愈。在治疗期间，使用外部

↘ 骨头愈合

人体发生骨折后，其周围血液凝结，形成硬块组织。硬块组织是新的骨组织，其外表和骨头类似，但是十分脆弱。硬块组织包裹骨折处，所以骨头在X射线扫描下显得肿大。在造骨细胞作用下，硬块组织转变为骨头。骨头逐渐硬化成形，几周之后，肿胀状况消失。骨折通常在4~6周后愈合。

↘ 内部固定

下图是关节骨折的X射线扫描照片。为了使病人的骨头尽快愈合，医生在两块骨头末端固定了一块金属板，并且在骨头上嵌入5个螺丝钉，起到进一步巩固的作用。在接下来的几周时间内，病人的骨头就会重新紧密结合，然后再由医生拆除金属板和螺丝钉。

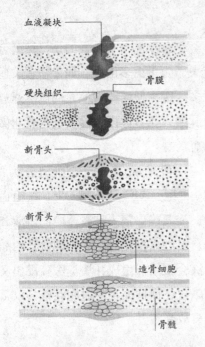

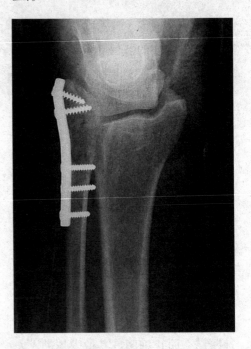

支撑物是一种最有效的方法。在胫骨骨折的病例中，医生将钢条嵌入骨折处的上下端，然后在人体外将钢条连接。由于钢条较重，伤者几天之后才能行走。医生将会在伤者骨头彻底痊愈之后拆除钢条。

如果多处骨折，就需要数种不同的固定递质和接骨板一起使用才能解决问题。

◇ 组织和器官的再生

人体大部分器官组织都有自我恢复的能力。肌组织能生成新的纤维，所以肌肉能够再生。肝脏小量受损后肝细胞也能再生。消化系统器官、泌尿系统器官以及肺表面修复能力都很强，但是肾脏的修复速度很慢。成熟的脑细胞不能再生，脑和脊髓之外的神经细胞都能够再生并重新建立连接。

生命动起来

体育锻炼有诸多益处，它可以改善我们的生活质量，并延缓衰老过程。锻炼能够保护关节，使肌肉强健，还能预防年老后心脏和肺等部位发生疾病。此外，心理健康和身体健康也有密切联系，体育锻炼能够增强我们的信心，增加欢笑和幸福。

儿童生性活泼好动，喜爱游戏、奔跑。我们长大之后，锻炼却逐渐减少。如果我们很早就培养起对运动的兴趣，就可能在长大之后坚持锻炼。从学校毕业以后，会通过参加俱乐部或运动中心等方式来继续我们所喜爱的运动。

◇ 常锻炼，益处多

体育锻炼能加速人体内的化学反应，燃烧多余脂肪。经常进行体育锻炼的人血压低于常人，血液中胆固醇含量较少，因此他们患心脏病的概率也比较低。许多人年轻时意识不到锻炼的重要性，实际上，许多和心脏有关的问

题，例如胆固醇的累积在人们年轻时已经开始。锻炼还能改善凝血机制的

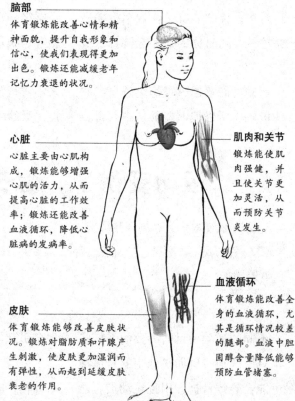

脑部
体育锻炼能改善心情和精神面貌，提升自我形象和信心，使我们表现得更加出色。锻炼还能减缓老年记忆力衰退的状况。

心脏
心脏主要由心肌构成，锻炼能够增强心肌的活力，从而提高心脏的工作效率；锻炼还能改善血液循环，降低心脏病的发病率。

肌肉和关节
锻炼能使肌肉强健，并且使关节更加灵活，从而预防关节炎发生。

血液循环
体育锻炼能改善全身的血液循环，尤其是循环情况较差的腿部。血液中胆固醇含量降低能够预防血管堵塞。

皮肤
体育锻炼能够改善皮肤状况。锻炼对脂肪质和汗腺产生刺激，使皮肤更加湿润而有弹性，从而起到延缓皮肤衰老的作用。

功能，使伤口更快愈合。此外，即使是简单的锻炼也能起到预防关节炎的作用。

◇ 选择适合自己的项目

简单的练习便能帮你达到改善健康状况的目的。每天步行30分钟，或者每周步行3次，每次1小时，你的心脏工作效率将提高约20%，你的血压也会降低约10%。

如果你的运动项目还包括游泳和骑自行车，你的心脏工作效率将提高30%左右，同时你的血压会降低20%左右。

运动员需要通过锻炼突破自己的身体极限，所以他们能够从中获得更多的健康收益。足球和篮球等团体运动能够最大限度地激发运动员的潜能。当然一般人也能通过个人锻炼达到这样的效果。正常人的平均脉搏是每分钟70次，而长期进行高强度锻炼则能使人脉搏降至每分钟不足40次，也就是将心脏工作效率提高了1倍以上。

◇ 锻炼的风险

有一些人会死于锻炼，但是这种情况很少见，而且死者通常本身已经感染病毒或者是运动过度的心脏病患者。我们应当注意到，在参加足球运动的10万人中约有4人死亡，而从来不进行锻炼的10万人中约有40人死亡，吸烟的10万人中约有500人死亡。

运动受伤了，怎么办？

现在参加体育运动的人越来越多，学校不再是锻炼的唯一场所，很多人都通过运动来丰富自己的业余生活。与此同时，各种运动损伤也会不可避免地增加。

不同的运动项目所导致的受伤状况也有所区别，例如足球中的身体接触可能会导致骨折；田径运动员可能会发生肌肉撕裂和韧带撕裂；拳击常常会引起淤伤和内部器官损伤。

◇ 骨折

和成年人相比，青少年的骨骼比

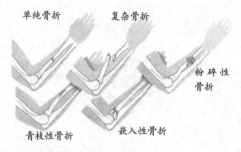

单纯骨折　复杂骨折

粉碎性骨折

青枝性骨折　嵌入性骨折

↗ **骨折类型**

上图介绍了骨折的几种不同类型。第1种是单纯骨折，骨头两端没有发生错位。第2种是青枝性骨折，骨头屈曲，但是没有完全断裂。第3种是复杂骨折，断骨刺穿皮肤，有感染的危险。第4种是嵌入性骨折，骨头两端互相交错。第5种是粉碎性骨折，骨头末端裂为碎片。

较强壮，而且韧带灵活性好，因此他们很少在运动中受伤。但是许多青少年都热衷于溜冰板、溜旱冰和骑自行车等运动，他们一旦在运动过程中摔倒，就很可能会出现擦伤、划伤、骨折和肌肉损伤等伤病。

　　骨头受到直接猛烈的冲击或屈曲力时可能发生骨折。手臂和腿部骨骼最易发生骨折，骨折后手臂或腿无法伸直，出现异常弯曲。骨折通常经过X射线扫描确诊。骨头发生错位之后，受伤者需要使用外部支撑物。

◇ **肌肉撕裂**

　　肌肉撕裂比骨折更常见，它分为肌肉完全撕裂和肌肉部分撕裂两种情况。篮球运动员和棒球运动员的上臂容易发生肌肉完全撕裂，也就是骨骼两端的肌肉和骨骼分离，当他们弯曲手臂时，失去附着的肌肉就会从上臂垂下。

　　在参加足球或田径等需要奔跑的运动项目时，人们的大腿和小腿部位容易发生肌肉部分撕裂，肌肉部分撕裂常伴有剧痛。在这种情况下，受伤部位肿大，使人们不能继续运动。

◇ **韧带断裂**

　　人体中的所有关节都是通过韧带固定的。韧带对关节起着支撑的作用，但它们本身不能像肌肉一样运动。例如膝关节受到膝部韧带的支撑，如果其中某条韧带发生撕裂，膝部就会疼痛肿胀，不能维持固定姿势。

◇ **及时治疗**

　　骨折通常需要借助石膏或夹板固定才能康复。

　　和骨骼相比，肌肉和韧带受伤后的康复速度要快得多，正确及时的治疗更能加速痊愈过程。

　　肌肉撕裂常常伴有内出血，任何运动都只会使伤情恶化，所以伤者第一天需要充分休息，并且进行冰敷。冰敷能使人体组织降温，起到止血和

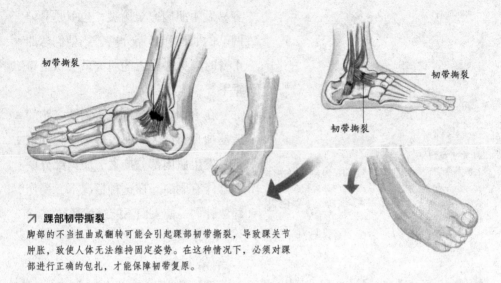

↗ 踝部韧带撕裂

脚部的不当扭曲或翻转可能会引起踝部韧带撕裂，导致踝关节
肿胀，致使人体无法维持固定姿势。在这种情况下，必须对踝
部进行正确的包扎，才能保障韧带复原。

消肿的作用。为了防止皮肤受到伤害，冰敷时应当使用毛巾。伤者越早进行冰敷，消肿的效果就越好。

用绷带包扎伤口也能起到消肿的作用，但绷带不可绑得过紧。最后伤者还需要把受伤部位抬起固定，使肿胀的组织在重力作用下恢复原状。

在伤口处的疼痛和肿胀消失之后，理疗师将对伤处进行推拿治疗，使肌肉或韧带逐渐恢复力量。

可大可小的心血管疾病

在血液循环系统中，除去心脏之外的其他部位都有感染疾病的可能。

人体中的血管构成高度复杂的循环系统，血液循环负责将氧气和养料运送到全身各个组织，同时运走各组织产生的废物。但是，这个精密的系统很容易受到疾病的侵袭，因此会不时发生故障。

◇ 贫血是怎么回事

健康的血液中分布着数百万个红细胞，因此呈现鲜红色。血液流经肺部时，红细胞吸收氧气，然后将氧气运往全身。骨骼中腔的骨髓负责生成血液，因为所有的血细胞都只能存活80天左右，所以骨髓需要不断生成新的血细胞。如果骨髓不能合成足够的血细胞，血液将呈现苍白色，不能继续正常运送氧气，这种现象称为贫血。贫血导致人体供氧不足，供氧不足会导致贫血病人呼吸困难。

人体受伤失血过多也会引起红细胞数量的急剧减少，在这种情况下，伤者可能需要接受输血以维持体内正常血量。

◇ 白细胞多了，白细胞少了

血液中的白细胞具有杀死病菌的功能。当病菌通过呼吸、饮食或皮肤伤口等途径进入人体并造成感染时，白细胞数目就会增多，发挥抵御疾病的作用。

如果人体内白细胞合成不足，就有可能引发严重的炎症，这种疾病称为再生障碍性贫血症。

另一方面，骨髓过度活跃则会导致白细胞不受控制地增长。白细胞数目激增通常是白血病（又称血癌）的症状之一。

◇ 血管的病变

血管本身也可能发生病变。腿部静脉壁弱化会导致静脉曲张，这种疾病通常发生在老年人身上。此外，长期站立也会导致静脉曲张，原因是在重力作用下腿部静脉伸长，导致静脉突出并呈现蓝色。

长期盘腿而坐或手术后卧床休息可能会使腿部静脉血液的流动速度减缓，严重时甚至会造成血液凝结，这种疾病称为血栓症。血栓症患者需要通过服药稀释血液，否则小块的血液凝结——栓塞物就可能破裂并流动到肺部，造成胸痛和呼吸困难。

在动脉壁弱化的情况下，它可能向外扩张，形成凸起状，这种疾病叫做动脉瘤。鉴于动脉瘤有破裂的危险，病人需要接受强化动脉壁的手术。

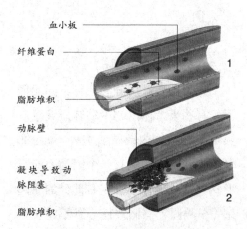

血小板
纤维蛋白
脂肪堆积
动脉壁
1
凝块导致动脉阻塞
脂肪堆积
2

↗ **动脉阻塞**

如果动脉中胆固醇含量过高，致使脂肪堆积（图1），血液中就可能生成过多的纤维蛋白。纤维蛋白包裹血小板形成的凝块（图2）有可能会造成动脉阻塞。

你的心脏健康吗？

虽然心脏病很少发生在健康的青少年身上，但是人们早年的不良饮食习惯和生活方式都有可能引发心脏病。此外，心脏病往往有家族遗传史，如果你的父母或祖父母曾经患有心脏病，你就需要特别关注自己心脏的健康状况。

所有阻碍心脏正常功能的疾病都有可能造成生命危险。虽然有些青少年也会得心脏病，不过大部分心脏病患者都是老年人。吸烟、体重超标、缺乏锻炼、摄入过多脂肪和高血压都有诱发心脏病的可能。幸而现在有心脏分流手术和人工心脏起搏器等先进技术。它们是延长心脏病患者生命的重要手段。

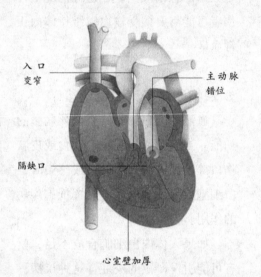

入口变窄

主动脉错位

隔缺口

心室壁加厚

◇ **年轻的心脏也得病**

先天性心脏病分为几种不同的情形。有些患者体内的主动脉血液流向异常，导致体内缺氧。另外，每200个新生儿中大约就有一个因为心瓣膜形状异常或隔开心脏左右部分的肌肉壁——隔膜上有洞致使心脏不能正常工作，通常这种病情可以通过手术得以治愈。

青少年感染风湿热后也可能会对

↗ **先天性心膜缺损**

有的婴儿患有先天性心膜缺损，患者的一部分血液没有流经肺部吸收氧气便直接在心脏左右两部分之间流动。婴儿皮肤呈现蓝色，并且呼吸困难，必须接受心脏填补手术才能恢复心脏的正常功能。

心脏造成伤害。风湿热患者因链球菌感染出现喉咙痛等症状，其心脏部位的组织就可能发生炎症，无法继续正常工作。例如心瓣膜受损后，心脏会逐渐衰竭，最终停止跳动。

◇ 脂肪堆积在冠状动脉

冠状动脉血栓症是指心肌供血发生故障的病症。如果心肌缺乏足够的养料和能量，心肌就不能正常工作，部分心肌甚至会死亡，导致心脏收缩和心脏舒张出现异常。当病情严重时，患者的心脏会彻底停止跳动，切断全身和脑部供氧，患者在几分钟内就会死亡。

冠状动脉负责向心肌供血。冠

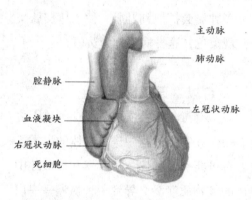

主动脉

肺动脉

腔静脉

左冠状动脉

血液凝块

右冠状动脉

死细胞

↗ **冠状动脉血栓症**
冠状动脉负责向心肌供血，如果冠状动脉被血液凝块阻塞，就会引发冠状动脉血栓症。

状动脉被堆积的脂肪堵塞时会引发心脏病，患者感到胸部剧痛，称为心绞痛。患者的冠状动脉最终会被形成的血液凝块彻底阻塞。另外，精神紧张等因素也可能会引发心脏病。

◇ 几种常见的治疗方法

对于普通的心脏病，患者需要服用增强心脏功能的药物，并纠正引发心脏病的不良生活习惯，包括减少脂肪摄入量、坚持体育锻炼和戒烟等。严重的心脏病患者则需要进行血管重建手术或心脏分流手术。血管重建手术是在患者动脉中放入一个小气球，小气球膨胀后清除血液凝块和脂肪沉积，使动脉恢复通畅。心脏分流手术是用患者腿部的部分静脉替换阻塞动脉，从而使血液恢复正常流动。对于伴有严重心律失常的患者，医生通过在其体内置入人工心脏起搏器使心跳恢复正常。

癌症不是不治之症

西方社会约1/5的人口都死于癌症，其中吸烟引起的肺癌所导致的死亡率最高。保持健康的生活方式能够起到一定的预防癌症的作用，饮食等因素的作用也不容忽视。

如今，人们已经能够通过手术、放射疗法或结合药物的化学疗法等手段来治愈越来越多的癌症患者。

◇ 良性？恶性？

在正常情况下，人体内的细胞分裂维持着一定的速度，在这个自然过程中，新生成的细胞数目和因受伤及疾病等原因而老化的细胞数目是相当的。所以，当稳定的内环境被打破，细胞异常增加时，就会引发癌症。

当人体不再能控制细胞分裂速度时，细胞迅速增多，形成肿瘤。医学家根据肿瘤对人体的危害程度将其分为两种：良性肿瘤和恶性肿瘤。良性肿瘤停留在人体某个固定部位，不会对人体产生严重危害。皮肤上的痣子就是一种良性肿瘤，虽然痣子可能会逐渐增大，但是它对人体是无害的。

恶性肿瘤又称为癌样肿瘤。在恶性肿瘤的生长过程中，癌细胞通过血液循环转移到人体其他器官，然后形成新的肿瘤。如果恶性肿瘤得不到及时治疗，肿瘤就会持续增大，彻底摧毁人体生理功能，最后导致死亡。许多肿瘤会扩散到肝脏，使人体皮肤呈现黄色，这种病症称为黄疸。

◇ 可以毫无原因地发生

有毒化学物质也是癌症的诱因之一。在吸烟过程中进入人体的尼古丁有可能引发肺癌。核武器和核事故中的核物质泄漏会导致一种血癌——白血病。在1986年前苏联切尔诺贝利核电站发生的核事故中，320多万人受到核辐射的侵害。

近年来日光浴的流行使得患皮肤癌的人数增加。20~40岁之间的人群最易受到恶性黑素瘤的侵袭，这是皮肤癌中最严重的一种。此外，皮肤白皙的人体内天然色素较少，因而最容易受到紫外线辐射的伤害并因此引发皮肤癌。

然而，许多癌症的发生并没有显著原因。各种病毒感染被认为是引发癌症的部分原因。另外，癌症的发生似乎总是伴随着长期极度的精神压力，众所周知，精神压力会使人体防御机制衰退。

◇ 医学奇迹

手术、化学疗法和放射疗法是治疗癌症的3种主要方法。医生必须彻底切除患者体内的全部癌细胞才能成功治愈患者，否则，肿瘤就会重新生长。切除皮肤肿块等手术较为简单，而肺部肿块切除和胸部肿块切除等手术则较为复杂。

如果患者体内肿瘤不具备切除条件，或者肿瘤已经转移到其他部位，那么患者就可能需要接受化学疗法，即采用对癌变细胞和组织具有破坏性的药物来治疗癌症。化学疗法本身能

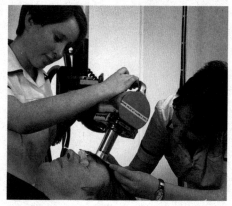

↗ 放射疗法

照片中这位女士额头部位患有皮肤癌，她正在接受放射治疗。医生需要将X射线对准肿瘤部位，以避免伤及周围皮肤。患者眼部遮盖的铅块起着保护眼睛的作用。

够治疗白血病和破坏淋巴结的何杰金氏病等癌症。在治疗其他癌症时，医生还需在化学疗法的基础上结合其他疗法。

放射疗法通过放射X射线或中子破坏肿瘤，这种方法能够在不伤及周围健康组织的前提下杀死癌细胞。某些皮肤癌和脑癌能够通过放射疗法得以治愈。